Fat Injection Transplantation

脂肪注射移植术

主编

（日）浅野　裕子　龟田综合医院乳腺中心乳房重建外科

（日）关堂　充　　筑波大学医学院整形外科

主译

陶　凯　李佳佳　管绍飞

副主译

覃春丽　杨瑞国　吴特热格勒　陈明仙　刘　攀

北方联合出版传媒（集团）股份有限公司

辽宁科学技术出版社

图书在版编目（CIP）数据

脂肪注射移植术 /（日）浅野　裕子，（日）关堂　充主编；陶凯，李佳佳，管绍飞主译．—沈阳：辽宁科学技术出版社，2024.6

ISBN 978-7-5591-3430-1

Ⅰ．①脂…　Ⅱ．①浅…　②关…　③陶…　④李…　⑤管…　Ⅲ．①整形外科学　Ⅳ．① R62

中国国家版本馆 CIP 数据核字（2024）第 027667 号

出版发行：辽宁科学技术出版社
（地址：沈阳市和平区十一纬路25号　邮编：110003）
印 刷 者：辽宁新华印务有限公司
经 销 者：各地新华书店
幅面尺寸：210 mm × 285 mm
印　　张：9
字　　数：260千字
附　　件：4
印　　数：1 ~ 1500
出版时间：2024 年 6 月第 1 版
印刷时间：2024 年 6 月第 1 次印刷
责任编辑：凌　敏　于　倩
封面设计：刘　彬
版式设计：袁　舒
责任校对：黄跃成

书　　号：ISBN 978-7-5591-3430-1
定　　价：168.00元

联系电话：024—23284356
邮购热线：024—23284502
E-mail:lingmin19@163.com
http://www.lnkj.com.cn

编者名单

主 编

浅野　裕子［亀田综合医院乳腺中心乳房重建外科］

关堂　充［筑波大学医学院整形外科］

编 者（按日本五十音图排序）

青井　则之［宫益坂诊所］

朝日林太郎［自治医科大学整形外科］

市田　正成［市田诊所］

金子　刚［国立成育医疗研究中心整形外科］

坂本　好昭［庆应义塾大学医学部整形外科］

佐武　利彦［横滨市立大学医学部附属市民综合医疗中心整形外科］

素轮　善弘［京都府立医科大学医学院整形外科］

彦坂　信［国立成育医疗研究中心整形外科］

水野　博司［顺天堂大学医学部整形外科］

森　正德［自治医科大学整形外科］

吉村浩太郎［自治医科大学整形外科］

渡边　赖胜［东京警察医院整形外科、美容外科］

主编序言

将自体脂肪移植到身体其他部位的方法最早始于19世纪末。该项技术有多种应用方法，如将脂肪整块移植或粉碎后移植，或与动物脂肪混合后移植。应用初期，由于不清楚其成活机制，结果也不稳定，所以最终未能确立标准化的应用方法。之后，在20世纪80年代，随着吸脂术的普及，开始有关于将抽出的脂肪注入乳房进行丰胸手术的报道。但是，注射的脂肪大部分会被吸收，并且出现了脂肪坏死导致的钙化和肿瘤形成等问题，脂肪注入乳房的效果受到了质疑。1987年，美国整形外科学会对该项技术提出了否定性的意见。

随着肌皮瓣移植和显微外科技术的出现，通过血管吻合技术可以安全地移植大块组织，吻合血管的游离组织移植成为治疗组织缺损的主流方法。此外，对于面部凹陷的矫正，注射胶原蛋白和透明质酸等填充物的方法比注射脂肪更为简便，因此受到广泛的欢迎。然而，填充物注射后会发生吸收，并可能产生异物反应等并发症。

1997年，Coleman发表了关于脂肪移植的论文。之后，有大量论文报道了脂肪移植后的长期效果。近年来，自体组织作为填充物的作用得到了重新评估。同时，针对脂肪移植后成活机制的基础研究不断取得进展。通过对采集脂肪的纯化、注射方法的优化以及设备的开发，脂肪移植的效果得到了改善。

最近几年，以欧美为中心，有大量关于脂肪移植的临床应用报告发表。在日本，脂肪注射移植目前尚未纳入医疗保险范围，所以很多医疗机构都没有开展此类手术。为了应对日益增长的脂肪注射的需求，日本整形外科协会和日本乳房肿瘤整形外科协会已经制定了以重建为目的的自体脂肪注射实施标准，并且还举办了关于将这些手术纳入医疗保险范围的研讨会。

本书的前一部分为“总论”，介绍了脂肪注射和移植的历史、基本技术和其他国家的临床应用现状；后两部分为“各论”，阐述了面部和乳房部位的临床应用，我们邀请了在脂肪注射移植方面有丰富经验的临床医生来撰写相关内容。作为日本第一本关于脂肪移植的专著，本书在“各论”中对基本事项进行了详细介绍，并配有相应的照片。对于即将开始脂肪注射移植或已经在临床实践中使用脂肪移植技术的临床工作者来说，如果这本书能成为有用的参考书，那将是我们的荣幸。

最后，我们向在百忙之中撰写本书的各位老师，以及为本书出版做出努力的克诚堂出版社的堀江拓先生，表示深深的感谢。

浅野　裕子，关堂　充

主编简介

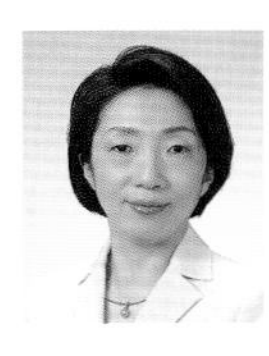

浅野　裕子（あさの　ゆうこ）
[亀田综合医院乳腺中心乳房重建外科]

1990 年　毕业于日本产业医科大学医学部，于日本红十字医疗中心外科研修。
1992 年　就职于日本东京大学医学部整形外科，后工作于日本国立国际医疗中心、武藏野红十字医院、同爱纪念医院、横滨 Cellport 诊所、帝京大学医学部附属医院等诊疗机构。
2013 年　日本亀田综合医院乳腺中心，担任乳房重建项目负责人。

专业领域：乳房重建、脂肪注射移植及脂肪源性干细胞治疗。

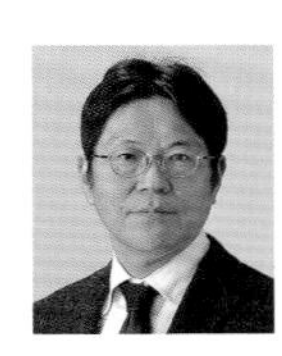

关堂　充（せきどう　みつる）
[筑波大学医学院整形外科]

1988 年　毕业于日本北海道大学医学部，并就职于该大学医学院整形外科教研室。后工作于其他医院，包括日本国立癌症研究中心东院头颈外科、日本旭川厚生医院整形外科（主任医长）、美国肯塔基大学医学院整形外科、日本北海道大学医学部附属医院等。
2008 年　筑波大学医学院整形外科，担任科室教授。

专业领域：头颈部、乳房、腹壁重建和显微外科。

主要研究领域：鼻黏膜和鼻骨骨膜在鼻和上颌骨再生中的作用；头颈部重建中游离组织移植后动脉血流的变化；肠道菌群移植中血流动力学的变化。

主译

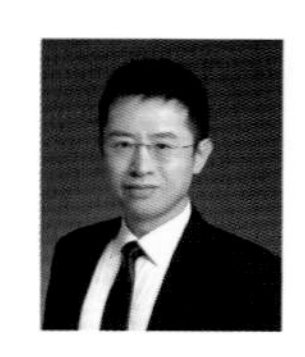

陶凯

中国医科大学附属第四医院烧伤整形显微外科主任，博士研究生导师。曾任北部战区总医院烧伤整形科主任。现任中国康复医学会修复重建外科专业委员会副主任委员，中华医学会显微外科学分会委员，中国医师协会显微外科医师分会委员，《中国美容整形外科杂志》常务副主编，《*Stem Cells International*》国际编委，《中华显微外科杂志》编委。曾任中国医师协会美容与整形医师分会常务委员，中华医学会整形外科学分会委员，全军整形外科专业委员会副主任委员，辽宁省医学美学与美容学分会主任委员，沈阳市医疗美容专业质量控制中心主任。主持国家自然科学基金等基金项目 8 项，先后在国内外期刊发表论文 100 余篇，其中 SCI 收录文章 30 余篇，主编参编专著 30 余部。

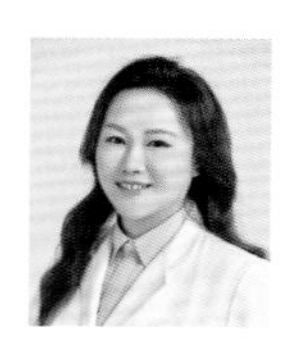

李佳佳

整形外科主治医师，硕士研究生，从事整形外科工作 10 余年。现任中华医学会整形外科学分会脂肪移植学组委员，中华医学会整形外科学分会躯干学组委员，中国中西医结合学会医学美容专业委员会委员。擅长乳房整形（脂肪隆胸、假体隆胸、男乳切除、乳头缩小、乳晕缩小、乳房重建）、形体塑形（腰腹环吸 + 腹壁整形、双下肢环吸、双上臂环吸、臀部脂肪移植）、面部年轻化的综合治疗（面部精细吸脂及脂肪移植、眼袋及泪沟修复、重睑、面部提升、肉毒素及玻尿酸注射）。

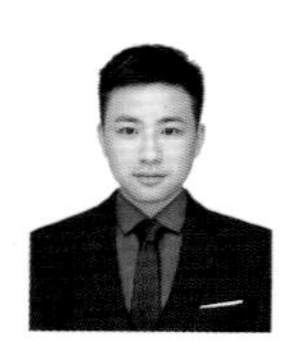

管绍飞

整形外科主治医师，美容主诊医师。鲁脂道医生集团核心医生、副秘书长，中国整形美容协会脂肪医学分会委员，中华医学会整形外科学分会脂肪专委会委员及躯体整形专委会委员，中国整形美容协会精准与数字医学分会鼻整形专业委员会委员。专研脂肪美学与技术多年，已获 10 项国家实用新型发明专利，器械套装已量产 3 套：面部脂肪移植套装、脂肪体雕套装、松解器套装。擅于将人体解剖学、艺术美学、光影美学、亚洲主流审美运用于脂肪塑美手术中。

副主译

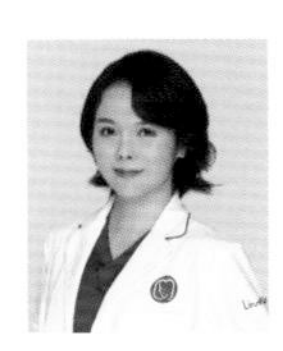

覃春丽

南宁丽美医疗美容门诊部创始人兼院长，曲靖丽汇美医疗美容院长，从事医学美容工作20余年。擅长面部及身体自体脂肪移植填充术、钻石精雕、超动力溶脂、各类型修复、微创精准科技抗衰、眼部综合整形手术、鼻部综合整形手术、线性提升术、私密整形术、注射美容面部年轻化、不剃发植发等医学美容手术，有着丰富的临床经验。现任中国整形美容协会民营医疗美容机构分会第三届理事会理事，中国整形美容协会中西医结合分会眼鼻医学专业委员会委员。

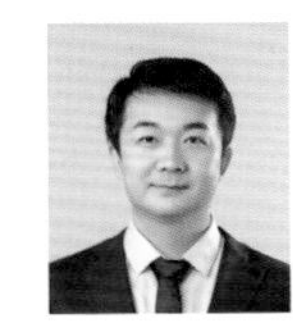

杨瑞国

从事医学美容整形20余年，多次在国内外整形美容外科学术大会上做专题演讲及手术演示，主攻疑难鼻整形修复、仿生鼻、内镜六感假体隆乳、精细个性化自体脂肪移植注射。现任中华医学会整形外科学分会脂肪整形分会委员，中国整形美容协会中西医结合分会委员。

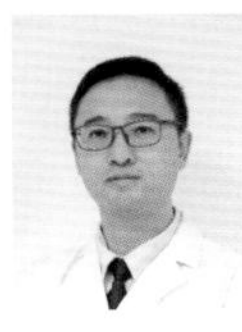

吴特热格勒

整形外科主治医师，美容外科主诊医师。先后就职于沈阳军区总医院、中国人民解放军第四六三医院、北京协和医院整形美容外科（进修）、沈阳市第七人民医院、沈阳艾希颜整形美容门诊部、沈阳医学院附属第二医院、沈阳市第四人民医院等单位，有着丰富的公立医院和民营机构的整形美容工作经验，擅长脂肪移植、眼整形、综合鼻整形、面部精细年轻化等。

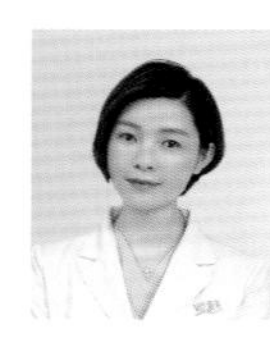

陈明仙

整形外科主治医师。中国整形美容协会脂肪医学分会委员，中华医学会整形外科学分会脂肪移植学组委员，鲁脂道医生集团脂肪整形专业委员会委员。现就职于云南吴氏嘉美医疗美容医院美容外科，脂肪移植和鼻整形科主任。擅长脂肪精雕、脂肪移植填充、鼻整形、眼部年轻化等。

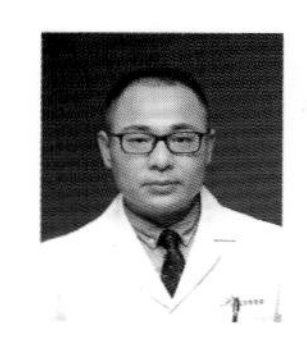

刘攀

整形外科主治医师。中国整形美容协会脂肪医学分会委员，中华医学会整形外科学分会脂肪移植学组委员，美国整形外科医师协会国际委员。擅长形体雕塑、脂肪移植。

译者

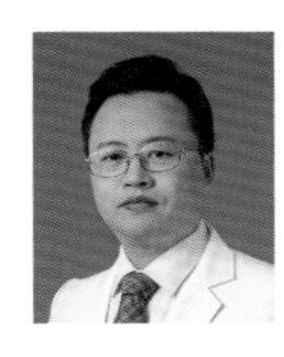

张红芳

整形外科博士，副主任医师，张红芳医疗美容诊所创始人，师从四川大学华西医院整形外科岑瑛教授。从事医美整形 20 年，对面部五官精雕及脂肪移植有独到的见解，独创 NSE（自然、立体、精致）设计理念，使术后面部更接近自然，呈现高贵、大气、温婉的塑美效果。

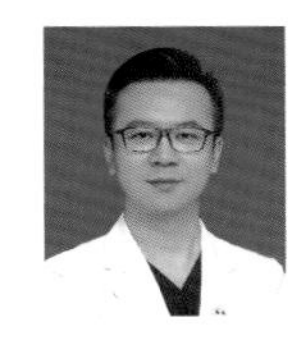

马文海

主治医师，美容主诊医师，毕业于吉林大学，获双学士学位，长春芳澜国际整形医院技术院长。曾在中国人民解放军第二二〇医院任职。擅长眼整形、鼻整形、除皱手术、吸脂塑形、脂肪移植、脂肪加减法、钻石精雕、面部抗衰微整形注射、线雕、私密整形等。鲁脂道医生集团脂肪整形专业委员会第一届核心专家，吉林省性学学会性医学专业委员会常务理事。

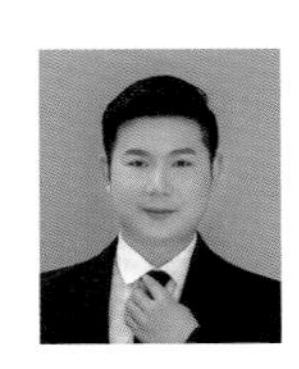

徐海瑞

整形外科主治医师，美容外科主诊医师。中国整形美容协会委员，中国医师协会美容与整形医师分会委员。将专业知识与现代审美相结合，积累了丰富经验，擅长眼、鼻、胸部整形美容手术以及面部脂肪移植年轻化、面部微创提升年轻化、微整形注射美容等。

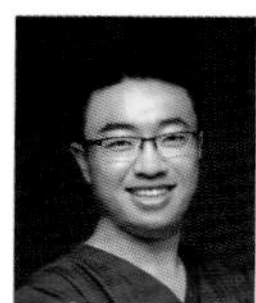

刘英男

烟台英男医疗美容医院院长，鲁脂道医生集团脂肪整形专业委员会核心专家，从事整形美容 22 年。多次赴上海交通大学医学院附属第九人民医院、北京大学第三医院、北京黄寺美容外科医院学习深造，师从我国老一辈整形美容专家，拥有多项国家专利，多次参加国内国际整形外科学术会议及整形技术研讨会，并做专题学术发言。

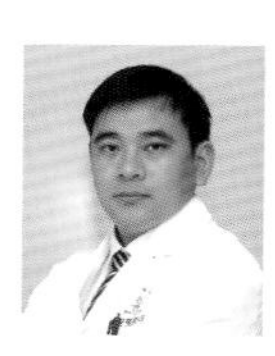

张文超

从事美容整形专业近 10 年，主攻脂肪类手术，具有丰富的临床经验。多年来潜心钻研美容外科基础理论和实践知识，一直坚持慎于术前、精于术中、勤于术后的技术原则，秉承着前沿的审美理念，不断追求技术创新，致力于为求美者取到完美的效果。

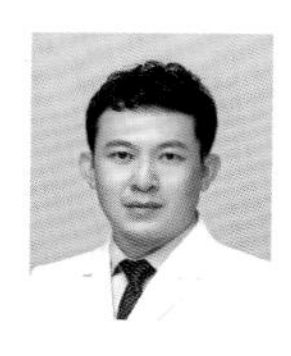

李兵园

整形外科主治医师，整形外科硕士，毕业于第一军医大学，中国人民解放军总医院解放军军医学院硕士。曾在中国人民解放军总医院第四医学中心整形外科、深圳武警边防总医院整形外科、鹏爱悦心医疗美容医院工作。中国整形美容协会脂肪医学分会第二届委员，鲁脂道医生集团脂肪整形专业委员会核心专家。

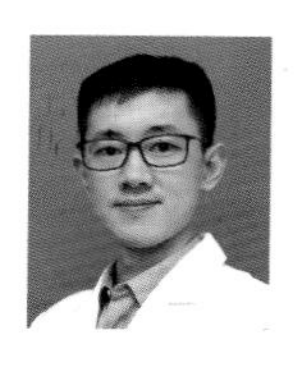

孙泽东

吉林省延吉市艾弗蒂格医学美容医院院长，创始人，整形外科主治医师，美容主诊医师。从事医美整形 10 余年，独创“孙氏”无痕重睑术及幼态眼袋技术，著有《注射填充科学与艺术》等图书。中国整形美容协会会员，中国整形美容协会微整形分会会员。

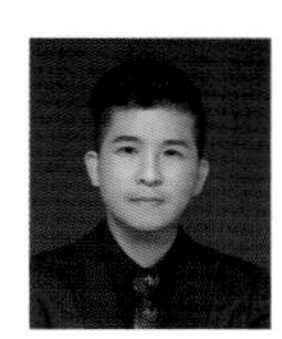

郭华新

整形外科主治医师，东莞星华医疗美容医院院长，星戈医疗美容医院院长。完成整形美容手术成功案例50000+，发表国内外核心论文10余篇，多次赴韩国整形机构交流学习，掌握多种国际先进整形技术。擅长面部年轻化幼态脸、脂肪艺术体雕、六感少女丰胸、男性乳腺缩小改良术、眼部修复、鼻部修复等。

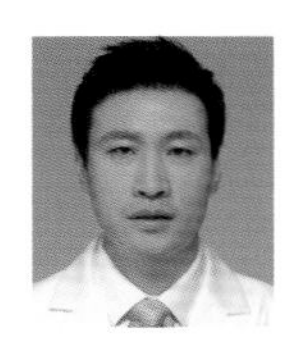

魏思刚

副主任医师，就职于沈阳圣优国际整形修复医院整形外科、沈阳塑妍医美整形医院。毕业于德国汉诺威医学院，发表国内、国际SCI论文共19篇，其中以第一作者或通讯作者发表SCI论文9篇，美容整形外科微创手术引流器第一发明人，出版专著《整形美容外科学应用与研究》《实用形态美学探索》。

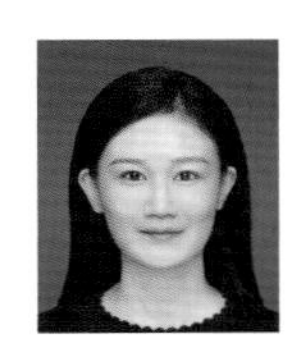

王峰

整形外科学硕士，整形外科副主任医师，美容主诊医师。从事医学相关专业10余年，将专业知识和现代化审美相结合，擅长脂肪移植填充、眼整形及修复、上睑下垂矫正、微整形注射面部提升年轻化、私密整形、鼻整形等，具有丰富的临床经验。

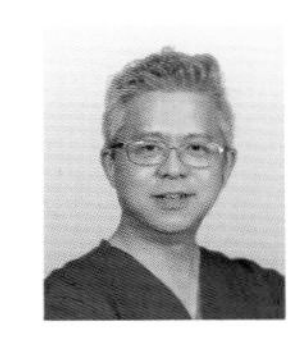

鲍鲲

北京朝阳中西医结合急诊抢救医院（三甲）医学美容科学科带头人，主任医师，山东大学外科学硕士。从事整形修复重建外科专业20余年，师从中国医学科学院整形外科医院赵延勇教授，擅长采用吸脂与脂肪移植相结合的方法进行身体各部位塑形。

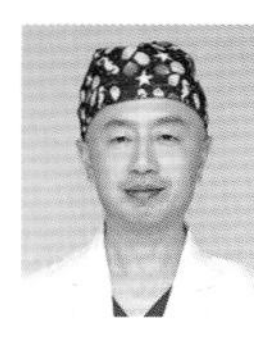

沙忠山

唐山煤医尚美整形美容医院院长。中国医师协会美容与整形医师分会委员，中国整形美容协会会员，美容整形技术与艺术专业委员会鼻部美学与美容技术学组秘书兼委员。毕业于哈尔滨医科大学，主任医师，美容外科主诊医师。自 1999 年从医至今，对美容外科颇有研究，在手术操作方面十分注重审美与技术的结合。在手术中精益求精，追求极致，擅长眼整形、鼻整形、自体脂肪、美体塑形等技术。

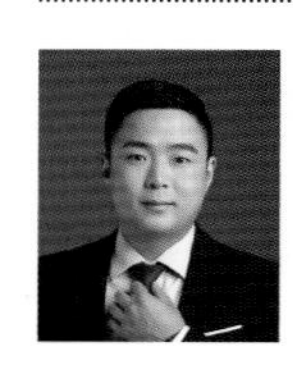

王宏宇

中国人民解放军联勤保障部队第九八三医院烧伤整形科科主任。中华医学会烧伤外科分会学组委员，中华医学会整形外科分会学组委员，《中国美容整形外科杂志》《中国美容医学》《医疗卫生装备》等杂志审稿专家。主持参与国家及军队科研项目 5 项，享受军队优秀科技人才津贴。

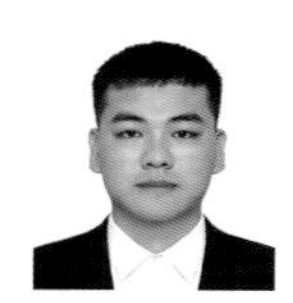

班永浩

郑州广运整形医院技术院长。中国整形美容协会脂肪医学分会委员，河南省医院协会美容与整形分会委员，河南省健康产业发展研究会整形美容外科专业委员会委员。擅长脂肪移植、眼整形、鼻整形、面部微创年轻化。

目 录

第一篇 总论

第二篇 各论❶ 面部脂肪注射移植——个人应用方法介绍

第三篇 各论② 乳房部位脂肪注射移植——个人应用方法介绍

第一篇

总论

第1章 脂肪注射和移植的历史

■ 关堂 充 | 筑波大学医学院整形外科

要点

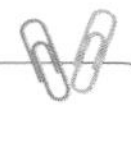

- 脂肪移植是从 19 世纪后半期开始施行的技术。
- 由于注射的脂肪成活率不高和效果不稳定，曾有一段时间在临床上禁止使用。
- 在 2000 年之后，由于技术的改良和理论的完善，脂肪移植再次应用于临床。
- 本章介绍了脂肪源性干细胞在组织分化及伤口愈合等方面的应用。
- 目前，文献中已经报道了多种脂肪移植技术，今后还需要进一步验证和优化。

① 脂肪注射的起源及历史

脂肪注射，是目前被广泛应用于整形外科领域的技术，最初的报道者可以追溯到 1893 年德国的 Neuber。该技术是将从上臂采集的脂肪组织制成颗粒状，然后移植到眼眶下缘因骨髓炎愈合后留下的瘢痕处。据报道，当时该操作取得了良好的美容效果。但是，也有报道称，如果使用比杏仁大的脂肪，则无法获得良好的效果。

1895 年，同样是来自德国的 Czerny 报道称，将臀部脂肪移植到乳房良性肿瘤切除后的缺损处，取得了良好的效果。但是，由于技术困难和脂肪成活率低等原因，这种方法未能得到普及。

1909 年，德国的 Lexer 报道，从腹部采集 12 cm × 12 cm 大小的脂肪，之后将其移植到眼窝下缘凹陷处。在他 1919 年出版的书中，详细介绍了从腹部和大腿外侧广泛切开，同时采集脂肪和真皮，用于填充前额凹陷、乳房切除后凹陷，并结合皮瓣移植修复人工眼窝、膝关节强直、小颌畸形、面部半侧萎缩、防止肌腱修复后粘连等多种情况。Lexer 提出，由于移植脂肪中有 2/3 会被吸收，因此建议多进行大块的脂肪移植，并且不建议进行少量多次的移植，否则容易形成瘢痕。

1910 年，同样来自德国的 Hollander 报道了关于半侧颜面萎缩和乳腺癌切除后进行脂肪注射移植的研究。为了避免脂肪吸收，他将羊的脂肪和人的脂肪在室温下混合并搅拌至奶油状，然后在体温下注射。结果发现，应用这种方法疼痛明显，且容易引起感染。

1926 年，芝加哥的 Miller 发表了关于使用注射器和钝针注射脂肪，用于治疗面部皱纹、鼻唇沟和鼻背问题的报告。

在第一次世界大战期间，为了促进伤口愈合和修复凹损，医师们进行了大量的块状或颗粒状脂肪移植。Gillies 报道了使用小片状脂肪移植来治疗创伤患者，以及这种治疗对创伤愈合效果的影响。

在 20 世纪 20 年代末，研究者还报道了将脂肪移植到咽后壁以治疗鼻咽腔闭锁不全的案例。

但是随后由于脂肪吸收、囊肿形成及纤维化等问题，脂肪移植逐渐被停用。

② 移植脂肪成活率的组织学

1923 年，Neuhof 提出了脂肪移植能够像骨移植一样被移植床的脂肪细胞所替代的理论。1943 年，Wertheimer 等提出，脂肪是由“primitive”脂肪细胞发育而来的，这些细胞与成纤维细胞相似。

在 20 世纪 50 年代，Peer 进行了脂肪吸收、重量减轻以及移植后的组织学研究。结果发现，脂肪移植后 1 年内，重量和容量约为原来的 45%。研究还发现，手术和创伤会对脂肪组织的生长产生不良的影响。镜下观察显示，脂肪细胞对缺血很敏感，早期的血管新生对其成活至关重要。早期如果没有血管新生，脂肪细胞会被破坏，导致坏死和囊肿形成（图 1–1）。

1989 年，Billings 等对脂肪移植的历史进行了回顾。文章中提出，脂肪组织中含有未分化的脂肪细胞和脂肪祖细胞，通过培养脂肪祖细胞有可能用于脂肪注射。

③ 利用吸脂技术进行脂肪注射

20 世纪 80 年代前半期，Fornier、Illouz 等在吸脂技术方面取得了进展，再次引起了人们对利用采集的脂肪进行脂肪注射的关注。Fornier 使用注射器，Illouz 使用中度压力负压设备进行脂肪采集和移植。结果发现，在面部和乳房部位，大部分移植的脂肪被吸收。

1987 年，Bircoll 报道了使用负压抽吸经生理盐水注射后的脂肪组织，用纱布滤除血液成分，添加胰岛素，并使用 3 mL 注射器和 16G 针头进行多次少量注射，以增大乳房和修复外伤性大腿凹陷的案例。应用该技术，可以注入 130 mL 的脂肪而未出现脂肪坏死，结果乳房体积增大了一个罩杯。作者建议，仅在告知脂肪吸收和脂肪坏死的风险后，患者能够多理解相关风险的情况下进行此项手术。

同年，Ellenbogen 报道了将直径为 4 ~ 6 mm 的颗粒状脂肪移植到面部，以修复痤疮性凹陷、鼻唇沟以及外伤后变形等面部问题。

但是，移植脂肪的成活率低、吸收、囊肿形成和钙化等问题，曾一度导致脂肪移植几乎停止使用。

1987 年，美国整形外科学会（ASPS）发表了关于脂肪注射隆胸的否定性意见，认为该方法可能导致钙化和瘢痕形成，从而干扰乳腺癌的检测。

1989 年，Chajchir 等报道了 253 例患者注射隆胸的结果。在 4 年的随访期内，86% 的患者表示满意。他们还展示了注射用注射器、其他注射器、抽吸用套管等的实际使用情况，并报道了在移植组织的活检中，部分脂肪细胞的成活率和血管新生情况。文章中介绍的确保成活率良好的要点包括：①避免局部麻醉造成脂肪细胞损伤；②将负压减半，并进行精细的操作；③注射未受损的、没有血液和油脂的黄色脂肪；④不使用生理盐水清洗，将脂肪分 3 层进行注射：皮下、筋膜下层和肌肉层；⑤根据术后吸收率，超量注射 30% ~ 50%。另外，该研究还报道了脂肪移植后皮肤质地的改善。

在 20 世纪 90 年代，Coleman 等报道称，在鼻唇沟和面部凹陷处采用脂肪注射，可以取得良好的效果。精细处理脂肪的要点包括：①避免脂肪暴露于空气中；②用低负压抽吸；③为了与周围组织广泛接触以获得良好的血液供应，注射时采用多层、多方向少量的线状注射；④用 3 孔套管抽吸；⑤对采集的脂肪进行离心分离，将油脂和血液成分从脂肪中分离出来。该方法目前仍在使用。2007 年，在 17 例自体脂肪乳房重建中证明该方法是安全有效的，可以减少钙化和囊肿的发生风险，并对 1987 年 ASPS 的观点提出异议。此后，脂肪注射再次成为人们关注的焦点。

④ ASPS 脂肪移植工作指导方针

在 2008 年，美国整形外科学会（ASPS）发表声明称："脂肪移植可以考虑用于隆胸或改善既往手术引起的软组织变形，其结果取决于手术技术和手术者的经验。"这意味着之前禁止进行脂肪移植的规定已经被解除。

2009 年 1 月，ASPS 脂肪移植工作组制定了脂肪移植工作指导方针。内容包括：

（1）可以用于治疗乳房过小、凹陷变形、乳房术后变形等问题，推荐级别为 B 级。

a 移植后 1~3 日

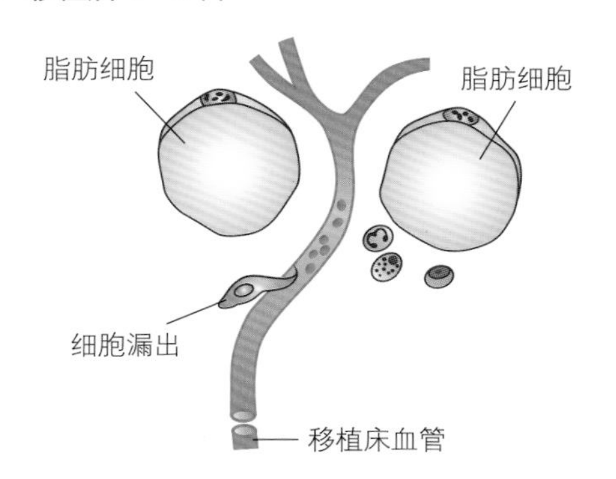

b 移植后 4 日

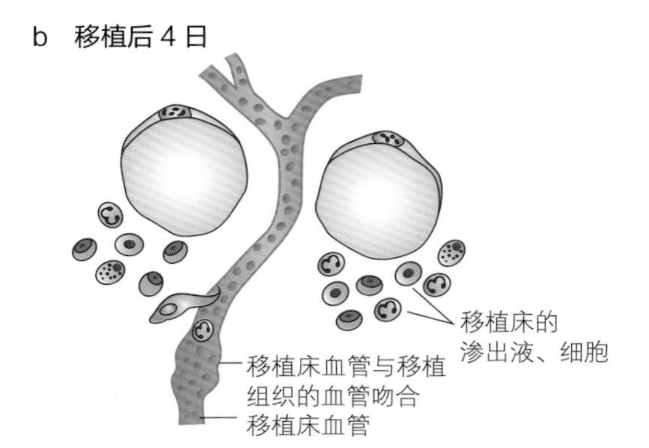

c 移植后 10 日

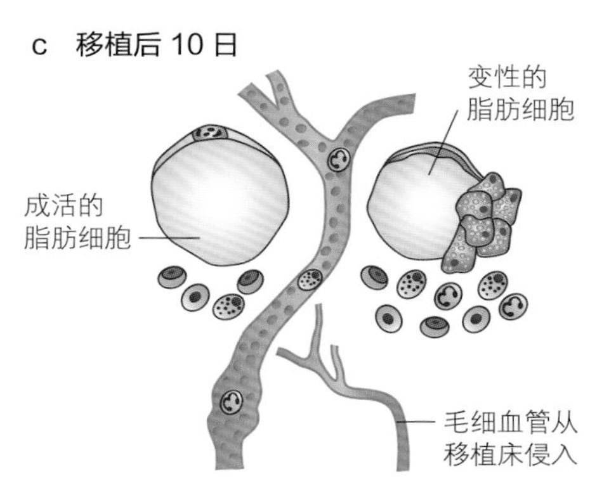

d 移植后 30 日

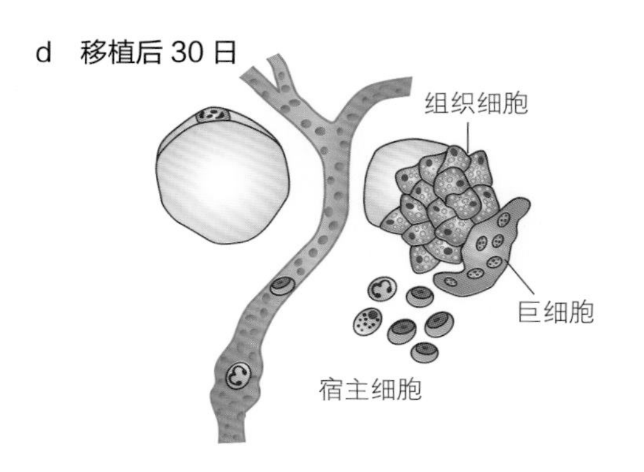

e 移植后 3~4 个月

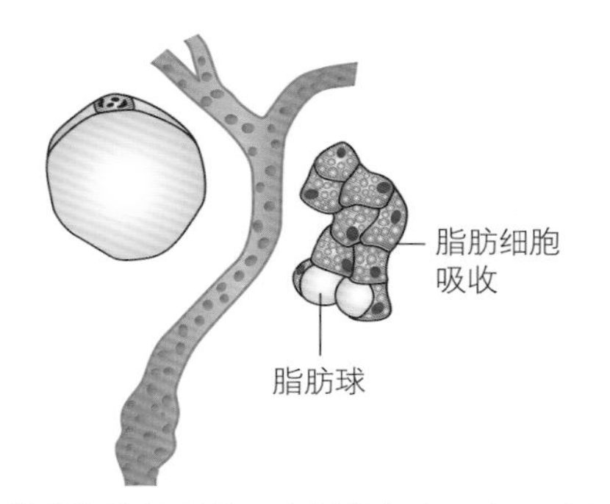

f 移植 1 年后

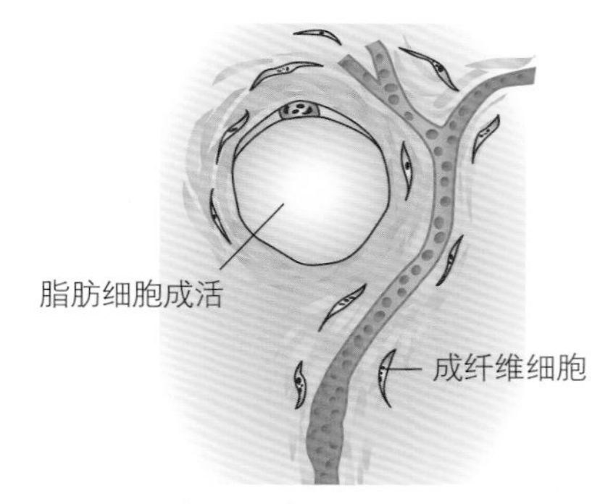

a ~ f 中右侧的脂肪细胞被吸收，左侧的脂肪细胞通过血管新生得以成活，未成活的脂肪细胞（右侧）将被组织细胞和巨噬细胞等吞噬并吸收（Peer LA: Transplantation of fat. Reconstructive Plastic Surgery, edited by Convrse JM, pp105-116, WB Saunders, Philadelphia, 1964）。

图 1-1 移植脂肪的成活过程

(2) 脂肪移植和注射的结果受术者的技术水平和熟练程度影响。

(3) 乳腺癌 BRCA-1 者和 BRCA-2 阳性者或有乳腺癌家族史者慎用。

(4) 在术前需要对患者进行充分的告知，做到知情同意。

5 脂肪源性干细胞的研究

进入 21 世纪后，Zuk、Futrell 等报道，脂肪组织中存在脂肪源性干细胞（adipose-derived stem cells，ASC，ADSC），并证实它们可以向骨、肌肉、软骨、神经和血管分化。此外，还报道了从抽吸的脂肪中发现了 ASC、间质细胞、T 细胞、B 细胞、肥大细胞及巨细胞等基质血管成分(stromal vascular fraction，SVF)。

自 2004 年临床首次报道了颅骨再生病例以来，临床报道显示，ASC 能分化为多种组织。另外，来自 ASC 的血管内皮细胞生长因子（vascular endothelial growth factor，VEGF）、转化生长因子 -β（transforming growth factor-β，TGF-β）、成纤维细胞生长因子（fibroblast growth factor，FGF）等具有促进伤口愈合的效果。2007 年 Rigotti 等报道，对采集的脂肪进行离心分离处理，通过注射含有 ASC 的脂肪可以改善乳房切除术后锁骨和胸部放射性皮肤溃疡的症状。

2008 年 Yoshimura 等报道，从抽吸的脂肪组织中提取 ASC，用细胞辅助脂肪转移（CAL）进行乳房重建时，具有良好的脂肪成活效果。2013 年，Kølle 等通过添加 ASC 脂肪注射和未添加 ASC 脂肪注射的前瞻性随机对照研究证实，添加 ASC 对脂肪成活具有促进作用。2011 年，ASPS 和美国美容整形外科学会（ASAPS）联合发表了有关干细胞和脂肪注射的声明。在声明中虽然没有否定干细胞治疗的效果，但是强调指出，干细胞治疗尚缺乏证据支持，还需要进一步的数据积累和研究，建议由专业医生进行治疗，并且不能保证达到非常理想的效果。

目前，ASC 和 SVF 不仅因干细胞的性质而用于脂肪注射移植，而且还广泛应用于创伤愈合、炎症性疾病、缺血性心脏病、组织移植后移植物抗宿主病（graft versus host disease，GVHD）、肌萎缩侧索硬化症（amyotrophic lateral sclerosis，ALS）等病症的治疗。

6 Brava® 等辅助设备的使用

Brava® 是 20 世纪 90 年代为了增大乳房而开发的一种体外组织扩张器。Brava® 利用负压牵引移植床，伸展移植皮肤，增加移植空间，促进血管新生，在脂肪注射的术前和术后使用。该技术在 Khouri 等的报道后得到推广。与普通的脂肪注射相比，使用 Brava® 后脂肪成活率提高。应用的难点是，在术前和术后需要每天佩戴 10 ~ 12 h，并持续 1 个月左右。长时间地佩戴 Brava® 装置会引起皮炎等并发症，应用该方法常需要多次注射。

目前，虽然该产品已停止生产，但类似的产品 Noogleberry®（Noogleberry 公司，英国）仍在销售，据说可以缩短佩戴时间，并减轻皮炎症状。

结语

1988 年，衣笠等进行了关于脂肪移植的报道，此技术逐渐在日本得到推广。市田等随后也对此进行了研究。但是不同的机构应用的方法不尽相同，未来有必要对这些技术进行标准化和效果验证。

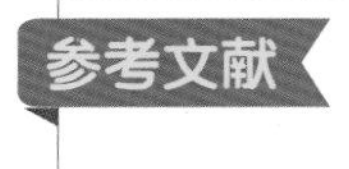

[1] Coleman SR, Mazzola RF, Pu LL: Fat injection from filling to regeneration (2nd ed). Thieme Medical Publisher, Stuttgart, 2018.

[2] Billings E, May JW: Historical review and present status of free fat graft auto transplantation in plastic and reconstructive surgery. Plast Reconstr Surg 83: 368–381, 1989.

[3] Peer LA: Transplantation of fat. Reconstructive Plastic Surgery, edited by Convrse JM, pp105–116, WB Saunders, Philadelphia, 1964.

[4] Illouz YG: Fat injection: a four–year clinical trial. Lipoplasty (2nd ed), edited by Hetter GP, Little Brown, New York, 1990.

[5] Bircoll M: Cosmetic breast augmentation utilizing autologous fat and liposuction techniques. Plast Reconstr Surg 79: 267–271, 1987.

[6] Report on autologous fat transplantation. ASPRS Ad–Hoc Committee on New Procedures, September 30, 1987. Plast Surg Nurs 7: 140–141, 1987.

[7] Chajchir A, Benzaquen I: Fat–grafting injection for soft–tissue augmentation.Plast Reconstr Surg 84: 921–934, 1989.

[8] Coleman SR, Saboerio AP: Fat grafting to the breast revisited: safety and efficacy. Plast Reconstr Surg 119: 775–785, 2007.

[9] Fat Transfer/Fat Graft and Fat Injection ASPS Guiding Principles, 2009. https: //www.plasticsurgery.org/Documents/medical–professionals/health–policy/guiding–principles/ASPS–Fat–Transfer–Graft–Guiding–Principles.pdf (Accessed 1 4 2019).

[10] Rigotti G, Marchi A, Galiè M, et al: Clinical treatment of radiotherapy tissue damage by lipoaspirate transplat: a healing process mediated by adipose–derived adult stem cells. Plast Reconstr Surg 119: 1409–1422, 2007.

[11] Yoshimura k, Satok, Aoi N, et al: Cell–assisted lipotransfer for cosmetic breast augmentation: supportive use of adipose–derived stem/stromal/cells. Aesthetic Plast Surg 32: 48–55, 2008.

[12] Kølle SF, Fischer–Nielsen A, Mathiasen AB, et al: Enrichment of autologous fat grafts with ex–vivo expanded adipose tissue–derived stem cells for graft survival: a randomised placebo–controlled trial. Lancet 382: 1113–1120, 2013.

[13] ASAPS/ASPS position statement on stem cells and fat grafting. Aesthet Surg J 31: 716 - 717, 2011.

[14] Khouri RK, Del Vecchio D: Breast augmentation and reconstruction using BRAVA external breast expansion and autologous fat grafting. Surgery of the Breast (3rd ed), edited by Spear SL, pp1374–1399, Lippincott Williams & Wilkins, Philadelphia, 2012.

[15] 武藤真由，佐武利彦，成井一隆：乳房への脂肪注入法とデバイス①. PEPARS 138: 29–39, 2018.

[16] 市田正成：私の行っている脂肪注入法（第1報）. 日美外報 18 : 150–158, 1996.

第2章 用于脂肪注射移植的吸脂方法

浅野　裕子　龟田综合医院乳腺中心乳房重建外科

要点

- 为了将抽吸的脂肪组织作为移植材料重新注入体内，需要将脂肪进行清洁回收，这与以瘦身为目的的吸脂不同。
- 首选的采集部位是腹部和大腿前侧等不需要改变体位的部位。
- 在抽吸之前，先将混合了肾上腺素的生理盐水注射到皮下（肿胀技术）。
- 如果用于抽吸的吸脂管过细，就会破坏脂肪细胞，所以要使用适当粗细的吸脂管。
- 须了解抽吸部位可能发生的局部并发症和严重的全身并发症。

引言

在对乳房进行脂肪注射移植时，相比于面部区域的注射，需要更为大量的脂肪组织。下面将介绍如何抽吸 100 mL 以上的脂肪。

① 抽吸部位

可以选择腹部、腰背部和大腿作为脂肪抽吸部位，并且多数报道认为，应该优先选择无须变换体位的腹部或大腿前侧进行抽吸。也有体内（in vivo）或体外（in vitro）的研究显示，下腹部的脂肪细胞比侧腹部的脂肪细胞生存能力更好，但实际上仍然优先选择不需要改变体位的部位。在需要进行多次脂肪注射手术的病例中，可以第一次从大腿前侧抽吸脂肪，第二次从腹部抽吸脂肪，如此依次改变抽吸部位。从抽吸过 1 次的部位进行第 2 次抽吸，有时会因组织纤维化而难以吸出。如果是较瘦的病例，预计很难抽吸足够的脂肪量，建议从腹部和大腿前侧等多个部位广泛抽吸，以确保有足够的脂肪量。值得注意的是，如果在小范围内进行大量的抽吸，术后会导致局部凹凸不平或变形。

脂肪抽吸的适应证通常以身体质量指数（BMI）为参考标准。但是对于像运动员这样体脂含量较低的病例，吸脂会变得较为困难，所以术前需要进行皮下夹捏测试以确认是否可以进行脂肪抽吸。由于吸脂不是为了瘦身，而是为了脂肪移植，所以最重要的是将采集部位的并发症风险控制到脂肪最小。

② 肿胀麻醉

在抽吸之前，为了减少出血量，需施行向皮下脂肪内注射含肾上腺素的生理盐水的肿胀技术（tumescent technique）。乳房重建和隆胸常规在全身麻醉下进行，在这种情况下不需要混合局部麻醉药。在脐部和腹股沟等不显眼的部位切开 3 mm 左右的皮肤切口，插入肿胀麻醉用的套管，向皮下注射肿胀液（1000 mL 生理盐水 + 1 mg 肾上腺素）。在全身麻醉下进行时，不添加利多卡因。

在瘦身吸脂手术中，注射肿胀液的量与吸脂量大致相等。但在为了移植而进行吸脂的情况下，由于抽吸量为 100 ~ 500 mL，如果注入等量的肿胀液，将无法使其分布于整个抽吸部位。在通常情况下，在全腹部进行抽吸时，需要注射肿胀液的量为 500 ~ 600 mL，而在单侧大腿前侧注射量为 400 ~ 500 mL（图 2–1）。为了减轻术后疼痛而混合利多卡因时，要注意给药的总剂量。

基础研究结果已经证实，利多卡因和肾上腺素对脂肪细胞的活力没有影响。Shoshani 等将人体脂肪移植到小鼠背部，结果证实，添加了含有利多卡因和肾上腺素的溶液不会对移植脂肪的成活率产生影响。

由于肿胀液会混入抽吸的脂肪中，因此须通过离心处理等方法去除多余的水分，使其变得紧密，用以提高移植效率。

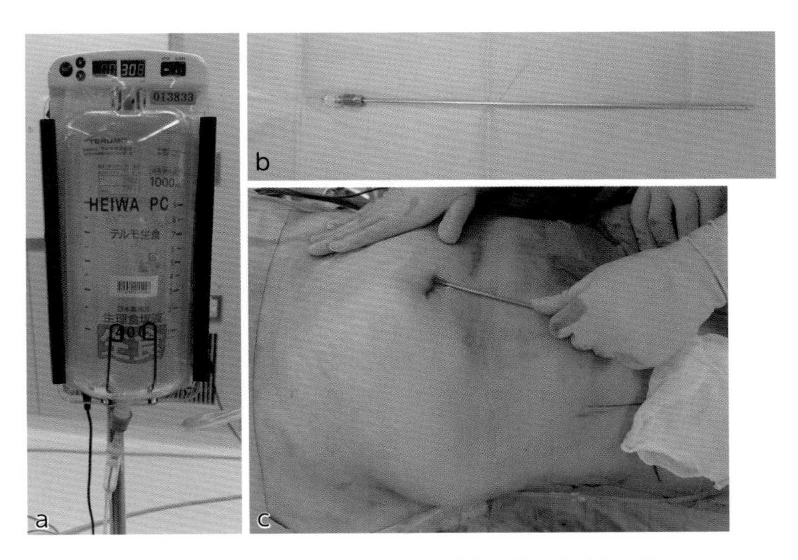

a：将肿胀液（1000 mL 生理盐水 +1 mg 肾上腺素）装入自动加压袋中。
b：将 30 cm 长的注射管连接到输液管上。
c：以下腹部为中心注射 600 mL 肿胀液。

图 2–1 肿胀技术（tumescent technique）

③ 抽吸

以 Coleman 方法为代表，可以使用 Luer-Lok 式注射器施加负压的同时进行抽吸，也可以像瘦身吸脂一样使用电动吸脂器（图 2-2）。在抽吸 100 mL 以上脂肪时，最好采用能够在短时间内抽吸出大量脂肪的方法。与以瘦身为目的的吸脂不同，为了将抽取的脂肪重新注入体内，需要连接中间瓶等设备，在无菌状态下回收脂肪。

如果吸脂管过细，会破坏脂肪细胞，所以尽可能使用略粗的吸脂管。同时，需要考虑减少供区的并发症发生风险。在临床实践中，很多术者使用直径为 2 ~ 4 mm 的吸脂管（图 2-3）。

抽吸时，将抽吸用的吸脂管经注射肿胀液的小口插入皮下层后进行抽吸。吸脂管不与筋膜接触，要避开皮下浅层。一边注意吸脂管深度，一边移动吸脂管。首先从远端开始抽吸，将吸脂管呈扇形进行大范围移动，逐渐转移到抽吸入口附近进行抽吸。术者另一只手放在抽吸部位，保持皮肤紧绷的状态，以便更容易移动吸脂管（图 2-4）。如果吸脂管反复经过同一个部位，就会造

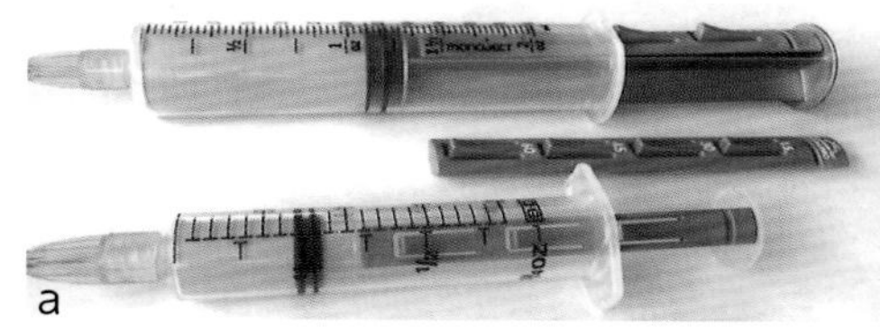

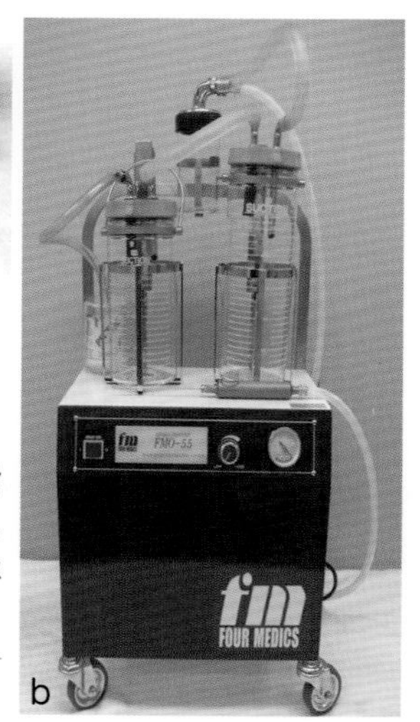

a：通过在注射器上安装锁定式卡扣，实现手动吸脂（引用自“Tulip® Medical Products 产品介绍”）。
b：电动吸脂器（回收装置 FMO-55，由 Formedex 提供）。

图 2-2 吸脂设备

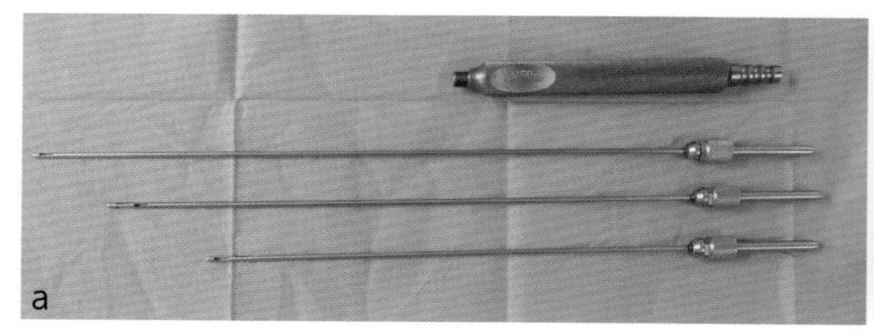

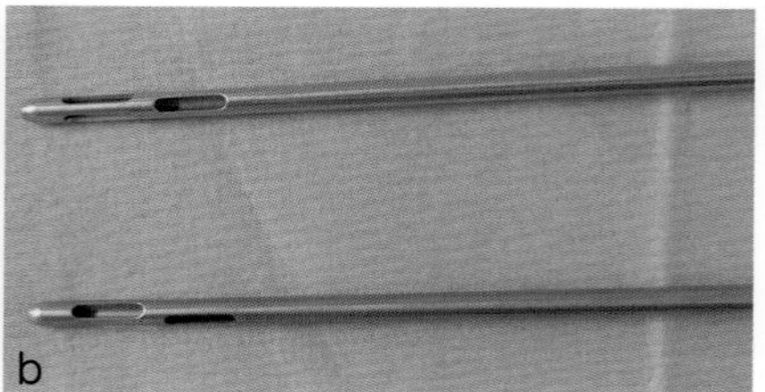

a：抽吸用吸脂管。外径为 3 mm，长度分别为 26 cm、32 cm、36 cm。
b：吸脂管前端的形状。

图 2-3 抽吸用吸脂管

成局部凹陷，所以要呈扇形大范围地移动。抽吸过程中不断捏起皮肤，一边确认抽吸深度，一边进行抽吸。如果采集到所需的脂肪量，则最后须将整个抽吸部位抽吸平整。

在大腿前侧抽吸完成后，使用无菌弹力绷带缠绕在伤口周围，使多余的肿胀液可以从抽吸口中排出，然后用可吸收线缝合吸脂口。由于手术部位在胸部，而且吸脂部位较为广泛，注入肿胀液后容易出现低体温，因此在抽吸操作结束后，要在腹部和大腿上覆盖无菌敷料加以保暖。

如果将采集到的脂肪放置在室温下，脂肪细胞容易被破坏而变成油状物，因此在移植过程中需要将脂肪组织保存在低温环境中。例如，使用加入生理盐水并经冷冻处理的容器，并且抽吸后应尽可能短时间内注射回体内（图 2–5）。在乳房重建时，移植注射的过程应该与抽吸脂肪同时进行。

为了防止血栓和脂肪栓塞，抽吸结束后应立即使用间歇性充气压缩泵进行肢体压迫，并持续到可以下床活动。术后建议持续压迫 1 周左右。腹部使用加压绷带或弹力绷带，大腿使用加压绷带和医用弹力长筒袜持续 24 h。皮下瘀斑通常在 2 ~ 3 周消退。需特别注意的是，如果大腿的皮下出血超出膝部扩散到小腿以下，则消退时间会延长。

抽吸部位可能会出现局部并发症，包括皮肤凹凸不平和皮肤松弛引起的皱纹。由于这些情况可能要在抽吸数月后才被发现，因此术后要定期复诊，并对供区进行详细的检查。另外，由于从腹部抽吸有可能会造成腹膜损伤、肺栓塞和利多卡因中毒等严重并发症，所以抽吸操作要细致，并且只采集必要的脂肪量。

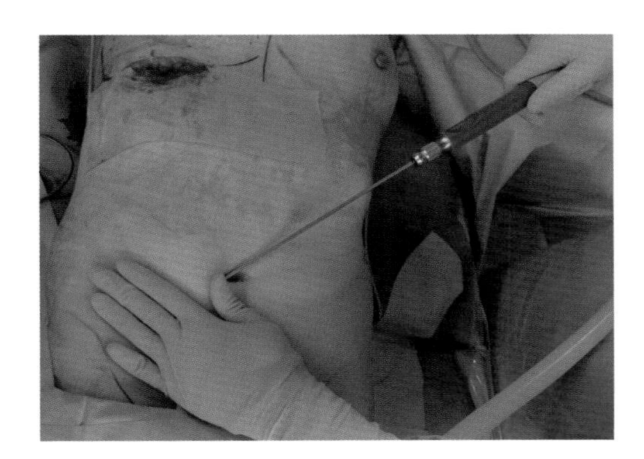

从脐部开始以下腹部为中心进行抽吸。

图 2–4 采集脂肪

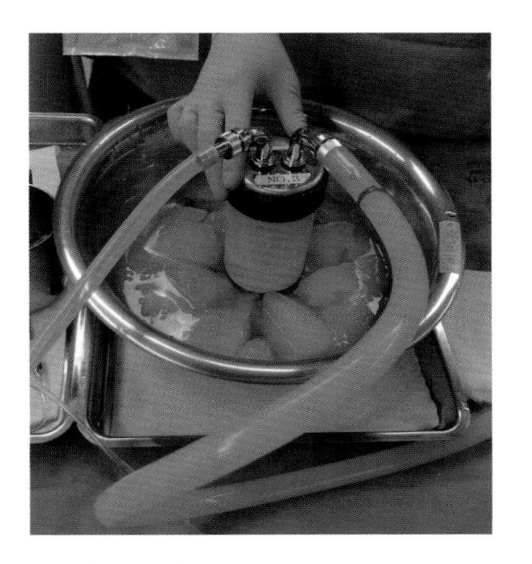

抽吸的脂肪保持低温。

图 2–5 将抽吸的脂肪回收到中间瓶内

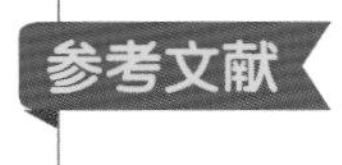

[1] Rohrich RJ, Sorokin ES, Brown SA: In search of improved fat transfer viability: a quantitative analysis of the role of centrifugation and harvest site. Plast Reconstr Surg 113: 391–395, 2004.

[2] Geissler PJ, Davis K, Roostaeian J, et al: Improving fat transfer viability: the role of aging, body mass index, and harvest site. Plast Reconstr Surg 134: 227–232, 2014.

[3] Padoin AV, Braga–Silva J, Martins P, et al: Sources of processed lipoaspirate cells: influence of donor site on cell concentration. Plast Reconstr Surg 122: 614–618, 2008.

[4] Moore JH Jr, Kolaczynski JW, Morales LM, et al: Viability of fat obtained by syringe suction lipectomy: effects of local anesthesia with lidocaine. Aesthetic Plast Surg 19: 335–339, 1995.

[5] Shoshani O, Berger J, Fodor L, et al: The effect of lidocaine and adrenaline on the viability of injected adipose tissue: an experimental study in nude mice. J Drugs Dermatol 4: 311–316, 2005.

[6] Coleman SR: Hand rejuvenation with structural fat grafting. Plast Reconstr Surg 110: 1731–1744, 2002.

[7] Erdim M, Tezel E, Numanoglu A, et al: The effects of the size of liposuction cannula on adipocyte survival and the optimum temperature for fat graft strage: an experimental study. J Plast Reconstr Aesthet Surg 62: 1210–1214, 2009.

[8] Kirkham JC, Lee JH, Medina MA 3rd, et al: The impact of liposuction cannula size on adipocyte viability. Ann Plast Surg 69: 479–481, 2012.

[9] Matsumoto D, Shigeura T, Sato K, et al: Influences of preservation at various temperatures on liposuction aspirates. Plast Reconstr Surg 120: 1510–1517, 2007.

第3章 脂肪注射移植术中的脂肪纯化和处理

■ 水野　博司 | 顺天堂大学医学部整形外科

要点

- 关于脂肪的纯化和处理，目前尚没有公认的标准化和最优化的方法。
- 脂肪注射移植的成功与否，取决于采取怎样的纯化、处理方法和注射技术。
- 未来将脂肪注射移植纳入医疗保险范围时，需要建立标准化的应用方案。

引言

为了确保来自活体的移植组织能够在指定位置成活，从移植床得到充足而稳定的血液供应是必不可少的。如果达不到这个条件，移植组织将会发生变性和坏死。而且脂肪组织，不同于皮肤和软骨，是一种非常脆弱的组织，因此必须特别注意采集、纯化、处理和移植的方法。

关于如何将抽吸的脂肪组织分离纯化为最理想的状态，迄今为止已经深入到细胞水平进行了大量的研究，但目前仍没有标准化、最优化的方案。

因此，本文将在介绍移植脂肪组织的纯化、处理过程的各种方法的同时，以证据为基础，对现阶段推荐的技术和方法进行介绍。

① 脂肪组织的结构

在实施脂肪移植时，了解活体脂肪组织的结构是非常重要的。脂肪细胞的直径通常为70 ~ 90 μm，内部充满脂肪滴。肥胖者细胞直径可达130 μm，同时细胞增殖活跃。所有的脂肪细胞均至少连接一条血管，并直接得到滋养（图3–1）。

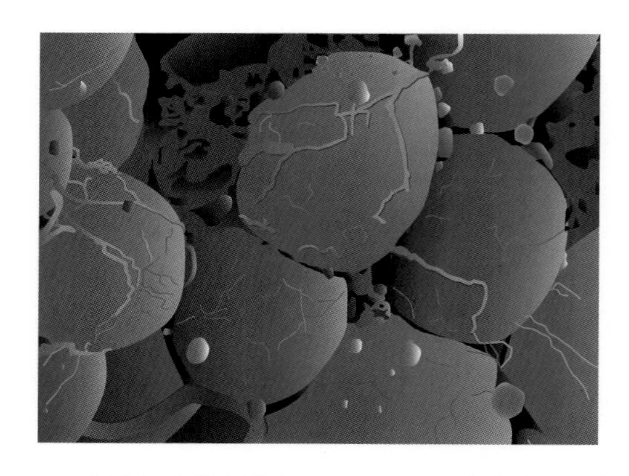

脂肪细胞的直径为70 ~ 90 μm，所有的脂肪细胞均与血管连接，直接得到滋养。肥胖者脂肪细胞外形肥大，增殖活跃。

图3–1　人体的脂肪组织

脂肪组织内的细胞成分包括：成熟的脂肪细胞（adipocytes）及其祖细胞（preadipocytes）、存在于基质中构成血管的内皮细胞（endothelial cells）和周细胞（pericytes）、免疫相关细胞（immune cells）、成纤维细胞（fibroblasts）等，在血管壁周围存在具有多向分化能力的脂肪源性干细胞（adipose-derived stem cells，ASC，ADSC）。脂肪移植实际上是将这些细胞群共同移植。

② 脂肪组织和内源性生长因子

迄今为止的研究表明，ASC 在再生医学中具有良好的应用前景。一般来说，ASC 不仅表现出自身分化为成熟细胞的能力，还可以分泌多种内源性生长因子。截至目前已经有很多研究证实，ASC 基于旁分泌效应促进组织再生。

ASC 释放的生长因子包括：表皮生长因子（epidermal growth factor，EGF）、血管内皮生长因子（vascular endothelial growth factor，VEGF）、血小板衍生生长因子（platelet-derived growth factor，PDGF）、肝细胞生长因子（hepatocyte growth factor，HGF）、胰岛素样生长因子（insulin-like growth factor，IGF）、转化生长因子 -β（transforming growth factor-β，TGF-β）等。研究还表明，不仅是分离出的 ASC，通过吸脂得到的含有 ASC 的脂肪组织本身也含有类似的生长因子。因此，脂肪注射移植不仅仅是移植结构性脂肪组织，而且是同时移植多种生长因子和分泌这些因子的细胞群。为了使移植的脂肪组织能够有效地定植并在局部得以存活，必须明确使这些细胞群能够得以有效移植的纯化处理方法。

③ 吸脂后脂肪组织的状态

通过吸脂术采集到注射器里的脂肪组织，从外观上看，不仅含有皮下脂肪组织，还含有在吸脂之前局部注射的肿胀液（除了生理盐水外，还可能含有局部麻醉药），以及吸脂过程中由于皮下出血而混合的血液（图 3-2）。只回收移植所需的脂肪组织是进行有效脂肪移植的关键。将这些组织静置一段时间后，可以根据构成成分的比重进行一定程度的分离，比重轻的脂肪组织向上分离，液体成分向下分离。

在抽吸后的液体成分中，也有少量原本存在于脂肪组织间质中的细胞群，在吸脂过程中物理性地从脂肪组织中脱落。从理论上讲，这些成分可以与脂肪组织一起作为移植材料使用。但实际应用过程中，由于回收效率较低而被废弃。

针对吸脂后的脂肪组织，为了去除肿胀液成分、血细胞成分，以及被破坏的细胞和间质组织碎片（debris），最终分离出更为浓缩的脂肪组织用于移植，目前临床上有多种纯化方法。至于哪种方法最为理想，这是整个脂肪注射移植领域最受争议的问题。

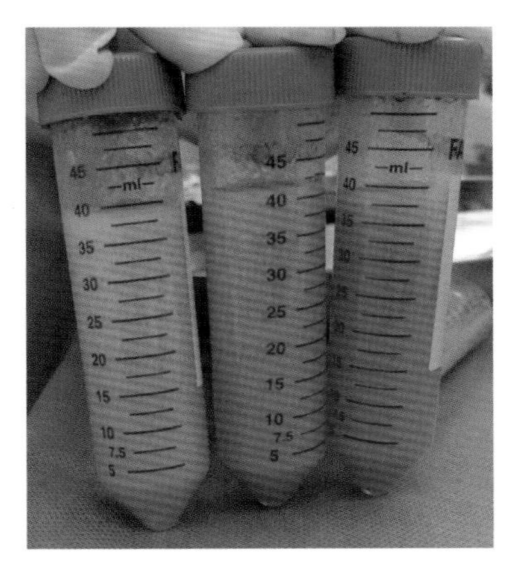

除了脂肪组织外，还含有肿胀液和血液成分。

图 3-2 抽吸后的脂肪组织

下面介绍几种常用的纯化处理方法。

④ 利用重力分离纯化

该方法将抽吸的脂肪组织静置，根据组织的比重分离其中所含的肿胀液成分和血细胞成分，也称为沉积法（sedimentation）。由于脂肪组织成分比液体成分轻，所以液体成分向下分离，脂肪组织成分向上分离（图 3–3）。然后，去除下层不需要的液体成分，上层脂肪组织用于移植。

这种利用重力的分离方法与离心分离法不同，不会对细胞成分施加过多的外力，因此可以最大程度地保持组织的生物活性。但是，由于无法完全去除与脂肪组织混合在一起的液体成分，因此移植时会将其中含有的血细胞等不必要的成分一起移植。另外，由于脂肪组织的浓度低于通过离心分离所得到的浓度，所以对于面部等需要少量注射脂肪的部位很难评估脂肪注射量。

也有用生理盐水对抽脂后的脂肪组织进行反复洗涤，然后通过重力进行分离纯化的方法。该方法的优点是可以很容易地去除混入其中的血细胞成分和肿胀液中的局部麻醉药，缺点是可能去除一部分含有 ASC 的间质细胞群。

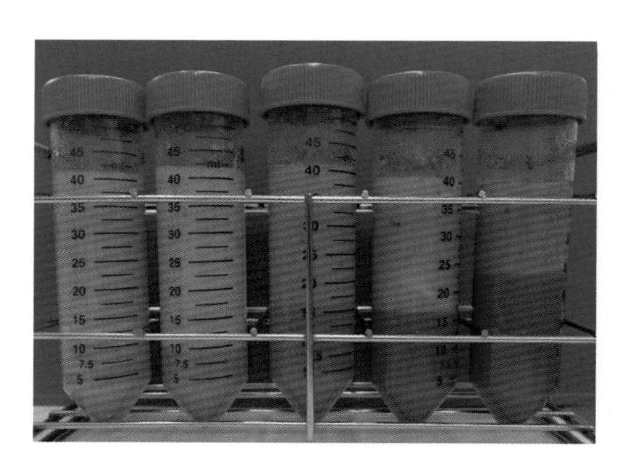

根据各自比重的不同，脂肪组织向上层分离，液体成分向下层分离。

图 3–3 **抽吸后静置的脂肪组织**

⑤ 利用过滤器分离纯化

该方法将抽吸的脂肪组织用生理盐水清洗，之后通过过滤器除去液体成分后移植。这种方法已实施多年。在日本，很多医疗机构都使用“过滤器”进行过滤。市场上销售的“过滤器”具有价格便宜、处理简便的优点。但是“过滤器”本身不是医疗器械，而且网眼的尺寸较大，不仅会去除液体成分，还会丧失对脂肪移植效果有促进作用的细胞成分和脂肪组织。目前尚缺乏关于“过滤器”有效性的证据，所以还没有达到科学上值得推荐的水平。

近年来，欧美国家已开发出专门用于过滤抽吸脂肪组织的医疗器械。例如，LifeCell 公司生产的 Revolve™ System、Puregraft LLC 公司生产的 Puregraft®、Medikhan 公司生产的 LipoKit 等器械，通过内部过滤器，不仅可以除去液体成分，还可以除去血细胞成分、细胞碎片、油滴等。但是，关于这些器械均未提供实用性和有效性的证据，例如提高移植脂肪的成活率等，今后有必要对其进行深入的研究。

⑥ 利用离心分离技术纯化

离心分离法是从抽吸的脂肪组织中分离出用于移植的脂肪成分的标准方法。临床常用的“科尔曼技术”包括一系列吸脂和脂肪注射移植过程，其中也包括离心分离的操作。

对注射器内抽吸的脂肪组织进行离心分离后，注射器内的组织根据其比重分离为三层。最上层是一部分脂肪细胞破坏而产生的油滴；中间层是浓缩的脂肪组织；最下层是液体成分。仅回收中间层脂肪组织用于移植（图 3–4）。

但是，关于什么样的离心分离条件能够最大限度地保留移植脂肪的生物活性，最大限度地发挥其纯化作用，目前仍存在争议。一般来说，如果增加离心速度或延长离心时间，均可以从抽吸的组织中更好地分离和浓缩脂肪组织，但是却可能增加对组织的损伤。最近的研究表明，适当的离心分离条件不仅可以浓缩脂肪细胞和 ASC，还可以浓缩一些与血管新生相关的生长因子。ASC 和与血管新生相关的生长因子的浓度可能与移植脂肪的成活率有较大的相关性。

综上所述，从浓缩各种细胞和生长因子的角度来看，目前推荐的最佳离心转速为 3000 r/min（约 1200 *g*），最佳离心时间为 3 min。不建议使用更高的离心速度或更长的离心时间，否则会对脂肪组织造成损害。但是，与进行面部少量脂肪组织移植不同，在进行乳房部位大量脂肪组织移植时，也有报道提出，降低离心速度和减少离心时间更为有利。因此，根据注射部位和目的可以适当调整离心分离条件。

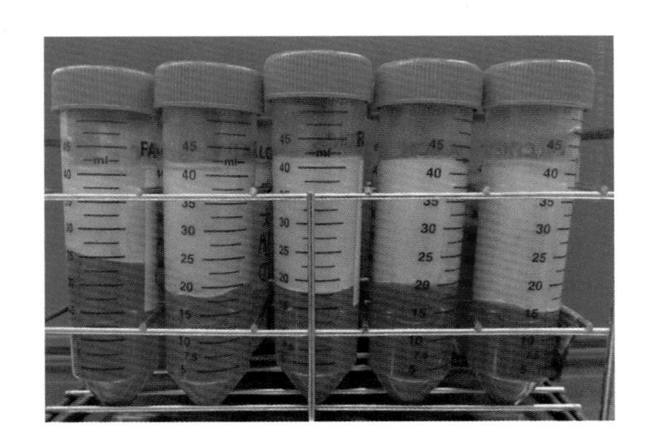

最上层是由于脂肪细胞破坏而产生的油滴；中间层是浓缩的脂肪组织；最下层是液体成分。

图 3–4　离心分离后脂肪组织的状态

7 基于科学证据的理想的脂肪纯化和分离方案是什么？是否可以实现标准化？

关于采用何种脂肪分离和纯化方法，才能实现最有效的脂肪移植，迄今为止，已经进行了大量的比较研究。其中，Gir 等在 2012 年发表论文，在脂肪注射移植的研究中，不仅对脂肪的分离和纯化处理，而且还对过去关于脂肪采集方法、采集部位、注射技术等文献进行了系统回顾。这里，将回顾分析该文章中使用的与脂肪分离和纯化相关的 4 项临床研究以及 10 项比较研究的结果。

首先是临床研究方面。Butter-wick 等进行了一项前瞻性随机双盲临床研究，将经离心分离处理的脂肪组织和未经离心分离处理的脂肪组织注入手部，比较观察“手部年轻化”的效果；结果表明，在注射 5 个月后，经离心分离的脂肪组织注射移植后，在体积保留量和美观性方面效果明显更好。Khater 等对 51 例患者分别注射了经离心分离处理的脂肪组织和未经离心分离处理的脂肪组织以及仅经清洗的脂肪组织，并进行了比较；结果发现，在移植 1 年后，经清洗的脂肪注射组临床结果最佳。第三项临床研究由 Ferraro 等开展，将 30 例患者分成 3 组并分别使用 Coleman 法（3000 r/min，约 1200 *g*，持续 3 min）、作者的方法（1300 r/min，持续 5 min）和重力分离纯化方法进行比较；结果显示，Coleman 法组在脂肪移植术后 1 年，约 50% 的移植脂肪被吸收，而在作者的方法组中，80% 的患者没有观察到脂肪吸收现象。Botti 等对 25 例患者进行研究，向面部注射脂肪时，一侧注射经过滤器和清洗的脂肪，另一侧注射利用 Coleman 法纯化的脂肪；结果表明，移植 1 年后，主观和客观上两侧效果相近。

其次是非临床研究方面。Bo-schert 等报道，在对吸出的脂肪进行离心分离时，将离心力统一设置为 50 *g*，旋转时间分别为 2 min、4 min、6 min、8 min；结果显示，只要设定为 2 min 以上，被分离出的脂肪组织比例就没有增加。Rohrich 等报道，将经离心分离（500 *g*，2 min）获得的样本与未经离心分离的样本进行比较后发现，细胞的生物活性没有显著性差异。Ramon 等报道，将经离心分离（1500 r/min，5 min）和使用棉质毛巾过滤得到的两种样本注射移植到裸鼠皮下；结果显示在移植 16 周后，两者的重量和体积没有显著性差异。Rose 等报道，在脂肪组织的分离和纯化处理中，分别通过清洗、离心分离、重力分离后，对脂肪细胞的生物活性进行了定量测定；结果显示，在显微镜下保持正常结构的成熟脂肪细胞以及具有细胞核的成熟脂肪细胞，在重力分离组中明显较多。Smith 等报道，分别通过离心分离、乳酸林格氏液清洗、生理盐水清洗等方式处理脂肪组织，从成活率的角度进行了比较和评估；结果显示，无论在哪个组中，移植组织的重量均没有显著性差异。

2008 年，Kurita 等从脂肪移植效果和 ASC 成活的角度对离心分离时的离心速度进行了比较；研究结论是，过大的离心力会破坏成熟脂肪细胞和 ASC，适宜的离心力应为 1200 *g*（3000 r/min），离心时间为 3 min。Condé-Green 等探讨了重力纯化、清洗及离心分离（3000 r/min，3 min）三种条件对成熟脂肪细胞及 ASC 的影响，结果表明，通过重力纯化得到的成熟脂肪细胞数明显优于通过离心分离得到的成熟脂肪细胞数；并且建议，如果要移植离心分离的脂肪组织，可以将沉淀在最下层的细胞群也混合到脂肪组织中一并移植。Minn 等报道，对经离心分离和使用棉质纱布法纯化的抽吸脂肪进行移植效果比较后发现，两组没有显著性差异。Xie 等探讨了脂肪细胞的生存能力是否因不同的离心速度而发生变化，结果发现，当超过 1145 *g*（4000 r/min）时，细胞生物活性会显著下降。Pulsfort 等进行了与

Xie 等相同的试验，但是结果发现离心分离对于脂肪细胞的存活率并没有影响。

综合考虑以上文献证据，至今仍无法确定哪种脂肪分离和纯化方法最佳。在使用离心分离时，将离心速度设为 3000 r/min（1200 *g*）以下，可以将脂肪细胞损伤率降至最低。

结语

在脂肪注射移植过程中，吸脂前准备、吸脂方法、吸脂分离和纯化处理，直到注射为止的所有阶段均极为重要。无论为移植准备了多么适合的脂肪注射物，如果注射技术不好，就有可能引起移植脂肪的硬结和坏死等并发症。同样，即使注射技术很理想，如果不能准备适合移植的脂肪组织，也会导致移植效果不佳。

通过对以上步骤的优化和标准化，只要由掌握一定知识和操作技术的整形外科医生施行手术都能取得良好的治疗效果。目前有多种抽吸脂肪的分离和纯化方法，其中哪种方法最为理想尚无定论。然而，为了使脂肪注射移植未来纳入医疗保险范围，并成为常规的治疗手段，必须建立一个标准化的分离和纯化方案及流程。

参考文献

[1] Zuk PA, Zhu M, Mizuno H, et al: Multilineage cells from human adipose tissue: implications for cell-based therapies. Tissue Eng 7: 211–228, 2001.

[2] Tajima S, Tobita M, Orbay H, et al: Direct and indirect effects on bone regeneration of a combination of adipose-derived stem cells and platelet-rich plasma. Tissue Eng Part A 21: 895–905, 2015.

[3] Horikoshi-Ishihara H, Tobita M, Tajima S, et al: Co-administration of adipose-derived stem cells and control-released basic fibroblast growth factor facilitates angiogenesis in a murine ischemic hind limb model. J Vasc Surg 64: 1825–1834, 2016.

[4] Pallua N, Pulsfort AK, Suschek C, et al: Content of the growth factors bFGF, IGF-1, VEGF, and PDGF-BB in freshly harvested lipoaspirate after centrifugation and incubation. Plast Reconstr Surg 123: 826–833, 2009.

[5] Zhu M, Cohen SR, Hicok KC, et al: Comparison of three different fat graft preparation methods: gravity separation, centrifugation, and simultaneous washing with filtration in a closed system. Plast Reconstr Surg 131: 873–880, 2013.

[6] Ansorge H, Garza JR, McCormack MC, et al: Autologous fat processing via the Revolve system: quality and quantity of fat retention evaluated in an animal model. Aesthet Surg J 34: 438–447, 2014.

[7] Kurita M, Matsumoto D, Shigeura T, et al: Influences of centrifugation on cells and tissues in liposuction aspirates: optimized centrifugation for lipotransfer and cell isolation. Plast Reconstr Surg 121: 1033–1041, 2008.

[8] Philips BJ, Grahovac TL, Valentin JE, et al: Prevalence of endogenous CD34+ adipose stem cells predicts human fat graft retention in a xenograft model. Plast Reconstr Surg 132: 845–858, 2013.

[9] Gir P, Brown SA, Oni G, et al: Fat grafting: evidence–based review on autologous fat harvesting, processing, reinjection, and storage. Plast Reconstr Surg 130: 249–258, 2012.

[10] Butterwick KJ: Lipoaugmentation for aging hands: a comparison of the longevity and aesthetic results of centrifuged versus noncentrifuged fat. Dermatol Surg 28: 987–991, 2002.

[11] Khater R, Atanassova P, Anastassov Y, et al: Clinical and experimental study of autologous fat grafting after processing by centrifugation and serum lavage. Aesthetic Plast Surg 33: 37–43, 2009.

[12] Ferraro GA, De Francesco F, Tirino V, et al: Effects of a new centrifugation method on adipose cell viability for autologous fat grafting. Aesthetic Plast Surg 35: 341–348, 2011.

[13] Botti G, Pascali M, Botti C, et al: A clinical trial in facial fat grafting: filtered and washed versus centrifuged fat. Plast Reconstr Surg 127: 2464–2473, 2011.

[14] Boschert MT, Beckert BW, Puckett CL, et al: Analysis of lipocyte viability after liposuction. Plast Reconstr Surg 109: 761–765, 2002.

[15] Rohrich RJ, Sorokin ES, Brown SA: In search of improved fat transfer viability: a quantitative analysis of the role of centrifugation and harvest site. Plast Reconstr Surg 113: 391–395, 2004.

[16] Ramon Y, Shoshani O, Peled IJ, et al: Enhancing the take of injected adipose tissue by a simple method for concentrating fat cells. Plast Reconstr Surg 115: 197–201, 2005.

[17] Rose JG Jr, Lucarelli MJ, Lemke BN, et al: Histologic comparison of autologous fat processing methods. Ophthalmic Plast Reconstr Surg 22: 195–200, 2006.

[18] Smith P, Adams WP Jr, Lipschitz AH, et al: Autologous human fat grafting: effect of harvesting and preparation techniques on adipocyte graft survival. Plast Reconstr Surg 117: 1836–1844, 2006.

[19] Condé–Green A, Baptista LS, de Amorin NF, et al: Effects of centrifugation on cell composition and viability of aspirated adipose tissue processed for transplantation. Aesthet Surg J 30: 249–255, 2010.

[20] Minn KW, Min KH, Chang H, et al: Effects of fat preparation methods on the viabilities of autologous fat grafts. Aesthetic Plast Surg 34: 626–631, 2010.

[21] Xie Y, Zheng D, Li Q, et al: The effect of centrifugation on viability of fat grafts: an evaluation with the glucose transport test. J Plast Reconstr Aesthet Surg 63: 482–487, 2010.

[22] Pulsfort AK, Wolter TP, Pallua N: The effect of centrifugal forces on viability of adipocytes in centrifuged lipoaspirates. Ann Plast Surg 66: 292–295, 2011.

第4章 面部各部位的脂肪注射移植

■ 金子　刚，彦坂　信 | 国立成育医疗研究中心整形外科

要点

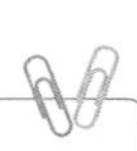

- 该技术不局限于美容目的。
- 鼻咽腔闭锁不全症患者的鼻咽腔功能经脂肪注射移植治疗有望得到改善。
- 关于脂肪源性干细胞的疗效目前还没有充分的证据支撑。
- Coleman 技术是标准的脂肪移植技术。
- 需要确立标准化的技术流程和疗效评价方法。

① 面部脂肪移植的历史背景

面部外伤和肿瘤切除后的凹陷畸形，以及先天性两侧面部不对称等情况，是外科治疗的适应证。

首例面部自体脂肪移植术是由德国外科医生 Neuber 于 1893 年报道的。而脂肪注射移植术，则是由柏林的外科医生 Hollaender 于 1910 年首次报道的。他向患者注射了自体脂肪和绵羊脂肪的混合物，虽然得到了良好的效果，但之后没有再进行更多的治疗。

此后，弗赖堡的外科医生 Lexer 在 1919 年出版的《游离移植》(*Die freir–en Transplantation*) 一书中，针对将大腿外侧采集的脂肪块用于各个部位的移植进行了详细的报道。仅在头颈部的应用，就包括人工眼床整形、下颌关节强直症引起的小颌畸形治疗、半侧颜面短小畸形矫正等。但是由于整块脂肪移植后很容易被吸收，并且容易形成囊肿和纤维化等问题，其结果极不稳定，因此，该方法逐渐被淘汰。

20 世纪 80 年代，随着吸脂技术的应用，吸出脂肪组织的再利用率得到提高。这种再利用的概念逐渐受到重视并得到推广。含油囊肿和严重钙化的发生率逐渐降低。20 世纪 90 年代，Coleman 提出了 Coleman 脂肪移植技术（Coleman 法），随后此技术得到了广泛的应用。

2012 年在罗马召开的第一届国际整形与再造外科学会（ISPRES）的面部脂肪移植（facial fat grafting）会议上提出，脂肪移植不仅适用于美容，还适用于各种面部外伤病例和颅面外科病例。

② 头颈部应用的适应证

在头颈部，自体脂肪移植术有多种适应证，其中多数是为了增加体积。以小儿为例，在通过

外科手术矫正骨变形后，经常会出现软组织不足的情况。对于颅缝早闭症患者进行眶容积扩大术后，患者常有颞部凹陷和前额部不平整等异常情况。

脂肪移植治疗鼻咽腔闭锁不全症的目的是缩小咽腔，改善其功能。咽后壁增高术也是为了同样的目的。常用的方法是将自体脂肪块、硅胶块、自体肋软骨块等移植到咽后壁。但由于移植材料易移位（migration）和被吸收，因此效果不确定。自体脂肪移植术，可以在目标区域周围进行注射移植，并且可以根据情况调整注射量，因此具有明显的优势。

另外，有些治疗方法期望通过移植脂肪中含有的脂肪源性干细胞（adipose–derived stem cells，ASC，ADSC）来发挥作用，但目前还没有足够的证据支持其有效性（表 4–1）。

表中的适应证只是列举了过去的病例和未来的可能性，其中部分适应证并没有充分的证据证明其有效性。

③ 与现有方法的比较

目前，真皮脂肪移植术（图 4–1）和带血管蒂的游离皮瓣移植术已用于治疗头颈部轮廓异常。每种手术方式都有其优缺点，应根据每位患

表4–1　迄今为止报道过的脂肪移植在面部各部位的适应证

美容目的	・眼睑周围 ・鼻唇沟 ・耳前部 ・脸颊部 ・下颌下缘 ・与除皱术同时实施 ・改善鼻背轮廓
外科重建	・开颅术后颞部凹陷 ・头颈部癌症术后 ・眼眶整形 ・面部外伤后的凹陷畸形
小儿疾病（先天性异常）	・半侧颜面短小畸形 ・颅缝早闭术后（眶容积扩大术后等）凹陷畸形 ・先天性鼻咽腔闭合不全症 ・唇腭裂手术后轻度的鼻咽腔闭合不全症 ・唇裂二次修复（红唇、鼻部整形后的外形改善等） ・改善鼻部整形术后的高度差 ・在眼眶周围进行无眼球症的人工眼床整形术
变性疾病	・后天性免疫缺陷综合征（AIDS）患者药物治疗面颊部萎缩 ・隆伯格氏病
烧伤后	・改善植皮和瘢痕部位的质地
放射性损伤	・头颈部癌症放疗后 ・对儿童恶性肿瘤（肉瘤）放疗后 ※ 在烧伤和放射性损伤患者进行脂肪注射时，期望 ADSC 发挥其促进血管新生的效果
其他	・头皮瘢痕自体毛发移植术前的处理（conditioning）等

者的具体情况进行选择（表 4–2）。由于自体脂肪注射移植技术具有创伤小、应用简便等特点，可以实现日间手术，并且已纳入医保范围，因此可能替代现有的许多手术方式。

在自体脂肪注射移植术应用过程中，为了抽吸采集脂肪组织，采集部位需要有一定厚度的脂肪层。对于腹部皮下脂肪较少的儿童来说，臀部（特别是臀沟附近）是最适合采集脂肪的部位。

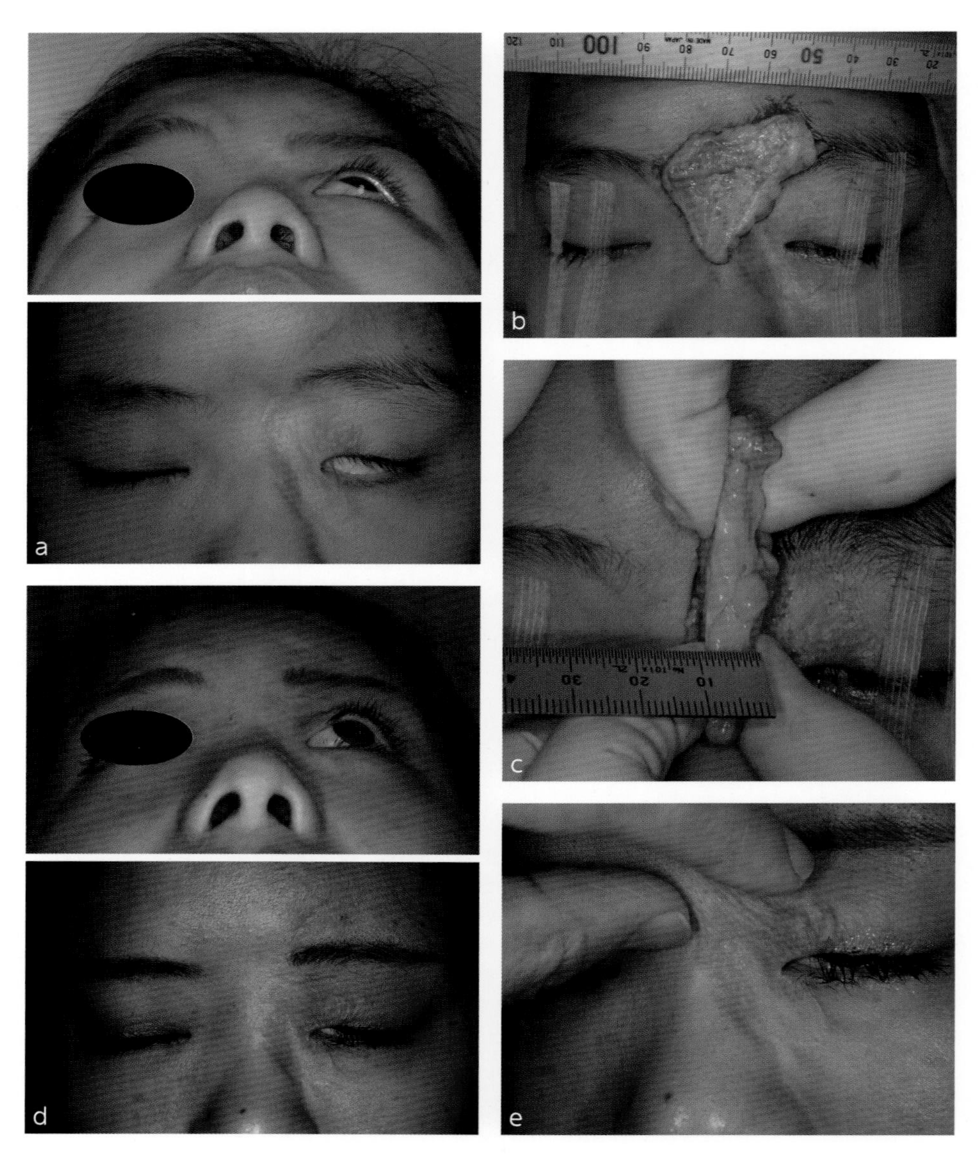

a：术前的状态。眉间和鼻根部凹陷、鼻部歪斜变形明显。从内眦到鼻根部进行了真皮脂肪移植。
b：术中情况。从腹股沟切取真皮脂肪组织。考虑到移植床的血供情况，将移植组织的真皮面作为皮肤面。
c：术中情况。真皮脂肪组织的厚度为 5～7 mm。
d：术后 5 年零 6 个月的外观。眉间和鼻根部的凹陷得到改善。
e：术后 5 年零 6 个月的外观。移植组织变得非常柔软，可以捏起来。

图 4–1 面部肿瘤切除后对凹陷部位进行真皮脂肪移植的病例

4 自体脂肪注射的成活率

在通常情况下，自体脂肪注射术在术后 1 年的脂肪成活率为 20% ~80%，也有报道称成活率为 40% ~80%。由于无法充分预测术前条件，因此会影响该术式的可靠性，这也成为普及该技术的一个障碍。如果成活率较低，就需要多次治疗才能获得满意的效果，同时也会增加感染、血肿、含油囊肿、钙化等并发症的发病率。目前手术者操作方法多样，尚没有标准化的手术方式，也没有统一的方法来对结果进行评估。

最近的一项针对乳房的系统性评价研究结果显示，术后 1 年的脂肪成活率为 52%。有文献报道，在头颈部区域，使用 Coleman 法进行自体脂肪注射术后 1 年的脂肪成活率为 67.5%。成活不良的因素包括：高龄、有隆伯格氏病史、有头颅和颅颌面骨手术史、大量脂肪移植及额部注射等。同时发现，在颊部进行脂肪移植，脂肪成活率较高。

5 今后的课题

这种新的手术技术只有纳入医保范围，才能以高质量的标准为患者服务。由于头颈部自体脂肪注射术在修复重建手术和儿科手术中的应用较多，因此希望能够早日纳入医保范围。如果能够根据患者实际情况选择现有的手术和自体脂肪注射术，则可以为患者提供更适合的治疗方法，在临床上具有重大的意义。

表4–2 自体脂肪注射术与现有手术的比较

	自体脂肪注射术	真皮脂肪移植术	带血管蒂真皮脂肪移植术
特征	技术简单 可实现日间手术	已应用多年的技术	如果血液循环得到保证，就可以一次性移植大块组织
适应证	有多种适应证 一次注射的剂量有限	有多种应用方法，最好利用已有的瘢痕区植入移植物	适用于修复范围较大且需要具有一定厚度的情况（如半侧面部等）
脂肪成活率	乳房部位脂肪成活率为 52%，头颈部脂肪成活率为 67.5%	依赖于移植床的血液循环状况，效果不稳定	血管吻合成功后，效果良好
备注	对于皮下脂肪少的患者和儿童可能无法采集足够的脂肪	供区为腹股沟或下腹部	由于体积过大，可能会出现组织下垂的现象，有时需要进行削薄处理

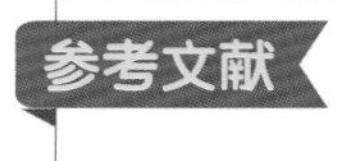

[1] Coleman SR: Structural fat graft: the ideal filler? Clin Plast Surg 28: 111–119, 2001.

[2] Coleman SR, Mazzola RF, Pu LLQ, eds: Fat Injection: from Filling to Regeneration (2nd ed). CRC Press, Boca Raton, 2016.

[3] Coleman SR, Pu LLQ: The Inaugural Congress of the International Society of Plastic Regenerative Surgery. Plast Reconstr Surg 132: 184e–187e, 2013.

[4] Nigh E, Rubio GA, Hillam J, et al: Autologous fat injection for treatment of velopharyngeal insufficiency. J Cranifac Surg 28: 1248–1254, 2017.

[5] Gause TM 2nd, Kling RE, Sivak WN, et al: Particle size in fat graft retention: a review on the impact of harvesting technique in lipofilling surgical outcomes. Adipocyte 3: 273–279, 2014.

[6] Strong AL, Cederna PS, Rubin JP, et al: The current state of fat grafting: a review of harvesting, processing, and injection techniques. Plast Reconstr Surg 136: 897–912, 2015.

[7] Krastev TK, Alshaikh GAH, Hommes J, et al: Efficacy of autologous fat transfer for the correction of contour deformities in the breast: a systematic review and meta–analysis. J Plast Reconstr Surg 71: 1392–1409, 2018.

[8] Denadai R, Raposo–Amaral C, Pinho AS, et al: Predictors of autologous free fat graft retention in the management of craniofacial contour deformities. Plast Reconstr Surg 140: 50e–61e, 2017.

第5章 乳房部位的脂肪注射移植

浅野　裕子 | 龟田综合医院乳腺中心乳房重建外科

要点

- 脂肪注射部位：应在皮下脂肪层、乳房下间隙和肌肉层内，不要注射到乳腺内。
- 不是集中注射到一个位置，而是将少量的脂肪以线状进行分散注射。
- 掌握术后脂肪坏死的乳房 X 线检查和超声检查的常见表现。
- 在乳房重建时，需要根据个体实际情况，设计单独进行脂肪注射或与其他重建方法联合的治疗方案。

① 历史

自从脂肪抽取技术在 20 世纪 80 年代得到普及以来，有关乳房部位脂肪注射移植的报道逐渐增多。Bircoll 等发表了利用抽吸的脂肪进行美容隆胸的文章。此后，由于脂肪注射移植后成活率的不确定性，以及脂肪坏死导致的纤维化和钙化等问题，1987 年美国整形外科学会对乳房大体积脂肪注射发表了否定性意见。学会意见认为，钙化等并发症会干扰乳房 X 线检查对早期乳腺癌的检测。但是，之后许多文献证实了脂肪注射移植后良好的长期效果。其作为自体组织填充物具有很好的实用性，因此近年来再次受到人们的关注。

2007 年，美国整形外科学会研究小组对乳房部位脂肪注射的安全性和有效性进行了评估。结论认为，由于临床研究还不充分，因此无法确定该治疗的安全性和有效性。同时结论指出，这种方法从长期角度来看是安全的、有效的。研究还认为，该技术对乳腺癌触诊的干扰较小，对影像筛查的影响也较小。欧洲一家机构公布了大量病例的长期随诊结果，其中包括通过脂肪注射进行乳房重建的报告。专家们一致认为，脂肪移植的成活率和安全性很大程度上取决于术者的经验和技术水平，术者必须在了解脂肪成活机制的基础上采用适当的方法进行操作。

② 各国乳房重建中的脂肪注射移植

脂肪注射移植不仅用于美容丰胸，还用于先天性或后天性的乳房发育不良和乳腺癌术后的乳房重建。

2013 年在美国整形外科学会会员中进行的一项问卷调查结果显示，62% 的受访者已经开始应用脂肪注射来进行乳房重建。在乳房重建中，受访者使用较多的是联合其他自体组织皮瓣或乳房植入物。在 21 世纪初期，对许多已经完成假体植入乳房重建的病例，通过少量的脂肪注射可以调整重建乳房的形状。之后，研究者们还发表了在扩张器更换为植入物的过程中进行脂肪注射的方法，以及使用体外组织扩张器后仅通过脂肪注射使乳房增大的方法。最近有文章介绍了仅采用自体脂肪反复多次注射来进行全乳房重建的方法。但是由于欧美人和亚洲人可采集的脂肪量存在差异，因此在使用该方法时需要谨慎。

对于进行放射治疗的乳房重建病例，也可以应用脂肪注射移植。在二期重建中，有两种脂肪注射方式：一种是在扩张器植入之前向胸壁注射脂肪，另一种是在植入扩张器和更换假体时两次进行脂肪注射。许多研究已经证实了脂肪移植的有效性，可以减轻挛缩并改善整体效果。

虽然脂肪注射在乳房重建中的应用未来有望得到进一步发展，但目前尚未制定关于脂肪注射的标准化方法。除了考虑乳腺癌手术的差异，如皮肤切口和皮瓣厚度之外，还需要考虑患者体形和乳房大小等因素，为每个病例制定个性化的重建方案是非常重要的。

③ 提高成活率和保证安全性的措施

为了提高移植脂肪的成活率，需要注意从抽吸到注射的每一个步骤，否则会出现脂肪坏死，并引起囊肿和钙化等问题。特别要注意，在注射时，应将脂肪少量、分散地注射，而不是集中注射到一个位置。建议手术分几次进行，而不是一次性注射大量的脂肪。常用的注射方法是使用前端较钝的套管和注射器进行注射，例如 Coleman 法。许多报道指出，应该使用约 2 mm 或相当于 18G 粗细的套管，太细的套管会破坏脂肪组织，而且一次注射量不宜过大。注射器的容量为 1 ~ 50 mL，可以根据注射量的不同使用不同大小的注射器。针对乳房注射而研发的螺旋式注射器可以实现固定量的脂肪注射。

使用前端较钝的套管时，应先用 11 号手术刀或 18G 针尖在乳房皮肤上做 1 ~ 2 mm 的小切口，然后再将套管插入。为了使套管朝不同的方向推进，需要在乳房外侧和尾侧制备多个小切口，以便多向插入套管。在隆胸手术时需要将填充物注射到乳腺周围的脂肪层和肌肉层内。在套管后退时，将脂肪组织注射到组织内，并呈线状分布。由于操作不当可能会导致气胸，因此操作时要特别小心谨慎。

④ 术后处置

注射后不需要像假体隆胸那样施加压力，乳房部位可能会出现皮下瘀血的现象，约 2 周后消失。应嘱患者在术后 1 个月内避免按摩和穿着过紧的内衣，以防过度压迫影响脂肪存活。

很多研究采用 MRI 和三维成像设备来评估脂肪注射移植后的成活率。由于手术后几天内乳房组织肿胀，因此乳房体积的增加值最大，术后 1 ~ 3 个月体积会变小，之后基本保持不变。关于脂肪成活率，Spear 等的回顾性研究指出，从 40% 到接近 80%，差异较大。其原因之一是准确测量乳房的体积十分困难。通过三维成像设备进行分析时，需要确定多个基准点来计算体积，因此常由于乳房认定的范围不同而导致乳房容量值不同，特别是测量下垂严重的乳房更为困难。要观察乳房重建后脂肪生长的情况，使用超声测量特定部位的厚度是比较简便的方法。

对术者来说，有必要了解乳房在脂肪注射移植后的影像学检查结果。在以隆胸为目的的病例手术中，需要考虑到未来接受乳腺癌检查的可能性。术后乳房 X 线检查结果可能会显示含有放射显影的含油囊肿（radiolucent oil cysts）和微小钙化（microcalcifications），均为良性疾病。但是，对于有些病例可能需要进行活检以鉴别是否为恶性，因此在隆胸术前需要进行说明，并询问患者是否有乳腺癌家族史。脂肪注射隆胸后的影像结果和乳腺癌的影像结果见图 5-1。

使用脂肪注射进行乳房重建的病例中，在乳腺癌治疗过程中进行超声检查或 MRI 检查时可以观察到脂肪坏死。局部复发和脂肪坏死在表现上有所不同，可以清楚地鉴别。但是考虑到两种情况的危害不同，仍建议与乳腺外科医生和放射科医生协作进行术后随访。

5 未来的课题和难点

脂肪注射与乳腺癌复发风险的关系是近期备受关注的问题。基础研究表明，成熟脂肪细胞或脂肪源性干细胞（adipose-derived stem cells，ASC，ADSC）有促进肿瘤形成的潜在风险。但是，在临床实践中，许多已完成大量脂肪注射移植的机构进行了有关长期效果的病例对照研究。结果表明，接受脂肪移植乳房重建的患者群体，乳腺癌局部复发和转移的风险并没有增加。

正如一些综述性文章所指出的那样，基础研究和临床研究的结果存在分歧。其可能的原因是，在临床上进行脂肪注射时，使用的 ASC 浓度明显低于基础研究中使用的 ASC 浓度。同时，在基础研究中使用的癌细胞株与乳腺癌患者的癌细胞之间也存在差异。另外，在已发表的临床研究论文中，由于各机构的脂肪注射方案存在差异，只讨论该机构病例的安全性也存在问题，因此需要对更多的患者进行长期随访观察。

在欧洲，如意大利、法国等国家的多机构采用相同的方案进行脂肪注射，并已发布了研究结果。在日本，单个医疗机构内的病例数量很少，需要在全国范围内收集有关乳房部位脂肪注射安全性的长期肿瘤学数据。

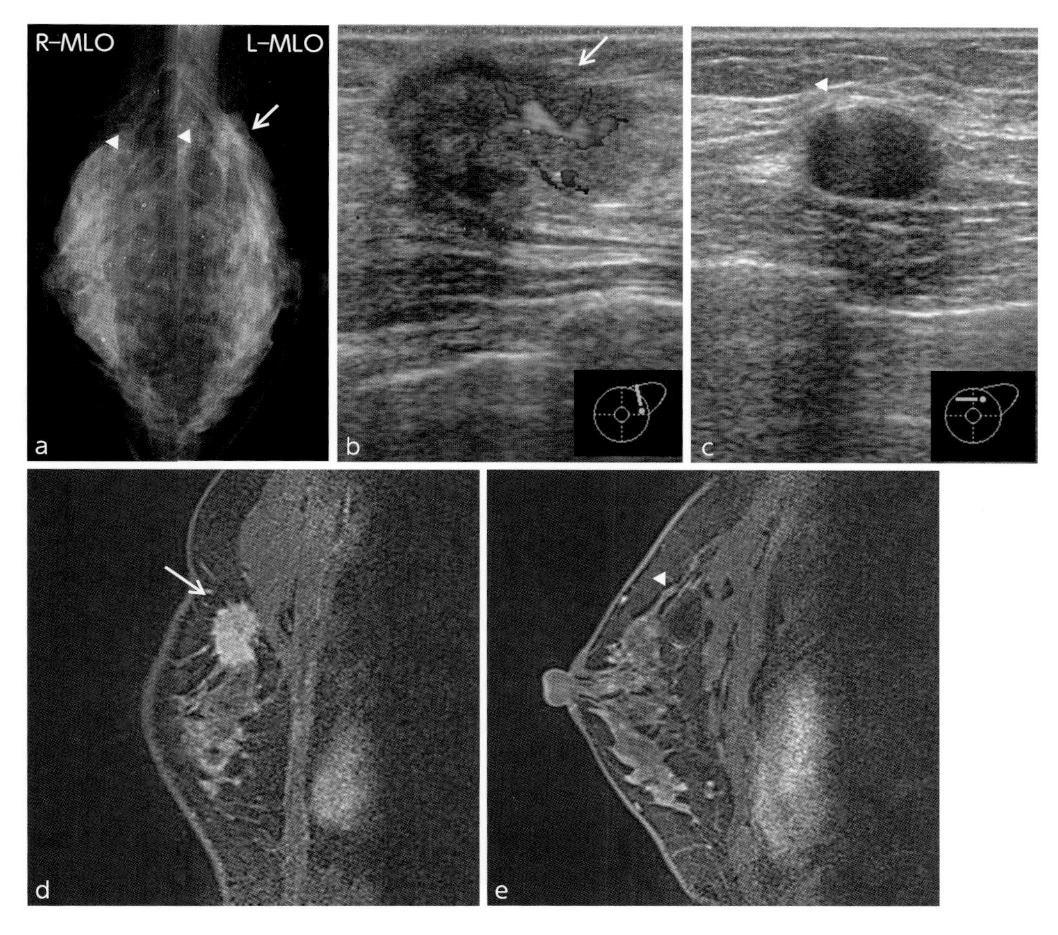

47 岁，女性。8 年前曾在某医院（美容外科）接受了脂肪注射隆胸术。在乳腺癌筛查时发现异常，但未予以处理。2 年后因左乳房肿块到乳腺外科就诊。体检时发现，左乳外上方有皮肤凹陷（delle），并伴有硬结，根据辅助检查诊断为左乳腺癌，病期 T2 N1 M0 Stage Ⅱb，并需要进行手术治疗。

a：术前的乳腺 X 线影像（MLO 方向）。左、右乳房均呈现弥漫性的小圆形钙化，中央有透亮性钙化（三角箭头），属于脂肪注射后的良性表现。左侧 U 区发现伴有棘状突起（三角箭头）的肿块，诊断为恶性。

b：超声检查结果显示，在左侧 C 区发现了边缘不规则的低回声肿瘤（三角箭头），伴有内部血流信号，怀疑为恶性。

c：超声检查结果显示，在左侧 AC 区发现了边缘规则的低回声肿瘤（三角箭头），检查结果判断为良性。

d：MRI 造影后 T1 加权成像。造影增强检查后发现，左侧 C 区有不规则形状的肿瘤（三角箭头），诊断为恶性。

e：MRI 显示出超声检查中（c 图）发现的脂肪坏死区域（三角箭头）。

图 5–1 脂肪注射隆胸后发生乳腺癌的病例

（浅野裕子：乳房再建における健側乳房手術；私の考え方・やり方. 形成外科 60：1125–1133, 2017 より改変転載）

参考文献

[1] Bircoll M: Cosmetic breast augmentation utilizing autolo–gous fat and liposuction techniques. Plast Reconstr Surg 79: 267, 1987.

[2] Bircoll M, Novack BH: Autologous fat transplantation employing liposuction techniques. Ann Plast Surg 18: 327–329, 1987.

[3] ASPRS Ad–Hoc Committee on New Procedures, September 30, 1987. Report on autologous fat transplantation. Plast Surg Nurs 7: 140–141, 1987.

[4] Coleman SR, Saboeio AP: Fat grafting to the breast revisited: safety and efficacy. Plast Reconstr Surg 119: 775–785, 2007.

[5] Gutowski KA: Current applications and safety of autologous fat grafts: a report of the ASPS fat graft task force. Plast Reconstr Surg 124: 272–280, 2009.

[6] Delay E, Garson S, Tousson G, et al: Fat injection to the breast: technique, results, and indications based on 880 procedures over 10 years. Aesthet Surg J 29: 376–378, 2009.

[7] Illouz YG, Sterodimas A: Autologous fat transplantation to the breast: a personal technique with 25 years of experience. Aesthetic Plast Surg 33: 706–715, 2009.

[8] Kling RE, Mehrara BJ, Pusic AL, et al: Trends in autologous fat grafting to the breast: a national survey of the american society of plastic surgeons. Plast Reconstr Surg 132: 35–46, 2013.

[9] Spear SL, Wilson HB, Lockwood MD: Fat injection to correct contour deformities in the reconstructed breast. Plast Reconstr Surg 116: 1300–1305, 2005.

[10] Kanchwala SK, Glatt BS, Conant EF, et al: Autologous fat grafting to the reconstructed breast: the management of acquired contour deformities. Plast Reconstr Surg 124: 409–418, 2009.

[11] Komorowska–Timek E, Turfe Z, Davis AT: Outcomes of prothetic reconstruction of irradiated and nonirradiated breasts with fat grafting. Plast Reconstr Surg 139: 1–9, 2017.

[12] Khouri RK, Rigotti G, Khouri RK Jr, et al: Tissue–engineered breast reconstruction with brava–assisted fat grafting: a 7–year, 488–patient, multicenter experience. Plast Reconstr Surg 135: 643–658, 2015.

[13] Howes B, Fosh B, Watson DI, et al: Autologous fat grafting for whole breast reconstruction. Plast Reconstr Surg Glob Open 2: e124, 2014.

[14] Longo B, Laporta R, Sorotos M, et al: Total breast reconstruction using autologous fat grafting following nipple–sparing mastectomy in irradiated and non–irradiated patients. Aesthetic Plast Surg 38: 1101–1108, 2014.

[15] Serra–Renom JM, Munoz–Olmo J, Serra–Mestre JM: Breast reconstruction with fat grafting alone. Ann Plast Surg 66: 598–600, 2011.

[16] Salgarello M, Visconti G, Farallo E: Autologous fat graft in radiated tissue prior to alloplastic reconstruction of the breast: report on two cases. Aesthetic Plast Surg 34: 5–10, 2010.

[17] Serra–Renom JM, Munoz–Olmo JL, Serra–Mestre JM: Fat grafting in postmastectomy breast reconstruction with expanders and prothese in patients who have received radiotherapy: formation of new subcutaneous tissue. Plast Reconstr Surg 125: 12–18, 2010.

[18] Panettiere P, Marchetti L, Accorsi D: The serial free fat transfer in irradiated prosthetic breast reconstructions. Aesthetic Plast Surg 33: 695–700, 2009.

[19] Carvajal J, Patino JH: Mammographic findings after breast augmentation with autologous fat injection. Aesthetic Surg J 28: 153–162, 2008.

[20] Mu DL, Luan J, Mu L, et al: Breast augmentation by autologous fat injection grafting: management and clinical analysis of complications. Ann Plast Surg 63: 124–127, 2009.

[21] Mineda K, Kuno S, Kato H, et al: Chronic inflammation and progressive calcification as a result of fat necrosis: the worst outcome in fat grafting. Plast Reconstr Surg 133: 1064–1072, 2014.

[22] 吉村浩太郎，松本大輔，佐藤克二郎：脂肪幹細胞加脂肪移植術 (Cell–assisted lipotransfer) による豊胸術. 形成外科 50：1425–1437, 2007.

[23] 淺野裕子，吉村浩太郎：脂肪幹細胞付加脂肪注入法 (CAL) による豊胸術と乳房再建術. 形成外科 53：1067–1076, 2010.

[24] Rominger MB, Fournell D, Nadar BT, et al: Accuracy of MRI volume measurements of breast lesions: comparison between automated, semiautomated and manual assessment. Eur Radiol 19: 1097–1107, 2009.

[25] Kovacs L, Eder M, Hollweck R, et al: Comparison between breast volume measurement using 3D surface imaging and classical techniques. Breast 16: 137–145, 2007.

[26] Çhoi M, Small K, Levovits C, et al: The volumetric analysis of fat graft survival in breast reconstruction. Plast Reconstr Surg 131: 185–191, 2013.

[27] 淺野裕子，吉村浩太郎：脂肪組織由来幹細胞付加脂肪移植による軟部組織増大術. PEPARS 50：58–65, 2011.

[28] Spear SL, Coles CN, Leung BK, et al: The safety, effectiveness, and efficiency of autologous fat grafting in breast surgery. Plast Reconstr Surg Glob Open 4: e827, 2016.

[29] Kim HY, Jung BK, Lew DH, et al: Autologous fat graft in the reconstructed breast: fat absorption rate and safety based on sonographic identification. Arch Plast Surg 41: 740–747, 2014.

[30] 大内憲明編 : マンモグラフィによる乳がん検診の手引き ; 精度管理マニュアル (第 6 版). 日本医事新報社 , 東京 , 2018.

[31] Rubin JP, Coon D, Zuley M, et al: Mammographic change after fat transfer to the breast compared with changes after breast reduction: a blind study. Plast Reconstr Surg 129: 1029–1038, 2012.

[32] 淺野裕子 : 乳房再建における健側乳房手術 ; 私の考え方・やり方 . 形成外科 60 : 1125–1133, 2017.

[33] Parikh RP, Doren EL, Mooney B, et al: Differentiating fat necrosis from recurrent malignancy in fat–grafted breast: an imaging classification system to guide management. Plast Reconstr Surg 130: 761–772, 2012.

[34] Kaoutzanis C, Xin M, Ballard TN, et al: Autologous fat grafting after breast reconstruction in postmastectomy patients: complications, biopsy rates, and locoregional cancer recurrence rates. Ann Plast Surg 76: 270–275, 2016.

[35] Noor L, Reeves HR, Kumar D, et al: Imaging changes after breast reconstruction with fat grafting: retrospective study of 90 breast cancer. Pak J Med Sci 32: 8–12, 2016.

[36] Costantini M, Cipriani A, Belli P, et al: Radiological findings in mammary autologous fat injections: a multi–technique evaluation. Clin Radiol 68: 27–33, 2013.

[37] Muehlberg FL, Song YH, Krohn A, et al: Tissue–resident stem cells promote breast cancer growth and metastasis. Carcinogenesis 30: 589–597, 2009.

[38] Zimmerlin L, Donnenberg AD, Rubin JP, et al: Regenerative therapy and cancer: in vitro and in vivo studies of the interaction between adipose–derived stem cells and breast cancer cells from clinical isolates. Tissue Eng Part A 17: 93–106, 2011.

[39] Kamat P, Schweizer R, Kaenel P, et al: Human adipose–derived mesenchymal stromal cells may promote breast cancer progression and metastatic spread. Plast Reconstr Surg 136: 76–84, 2015.

[40] Gale KL, Rakha EA, Ball G, et al: A case–controlled study of the oncologic safety of fat grafting. Plast Reconstr Surg 135: 1263–1275, 2015.

[41] Kronowitz SJ, Mandujano CC, Liu J, et al: Lipofilling of the breast does not increase the risk of recurrence of breast cancer: a matched controlled study. Plast Reconstr Surg 137: 385–393, 2016.

[42] Myckatyn TM, Wagner IJ, Mehrara BJ, et al: Cancer risk after fat transfer: a multicenter case–cohort study. Plast Reconstr Surg 139: 11–18, 2017.

[43] Petit JY, Maisonneuve P, Rotmensz N, et al: Fat grafting after invasive breast cancer: a matched case–control study. Plast Reconstr Surg 139: 1292–1296, 2017.

[44] Bielli A, Scioli MG, Gentile P, et al: Adult adipose–derived stem cells and breast cancer: a controversial relationship. Springerplus 3: 345, 2014.

[45] Charvet HJ, Orbay H, Wong MS, et al: The oncologic safety of breast fat grafting and contradictions between basic science and clinical studies: a systematic review of the recent literature. Ann Plast Surg 75: 471–479, 2015.

[46] Petit JY, Lohsiriwat V, Clough KB, et al: The oncologic outcome and immediate surgical complications of lipofilling in breast cancer patients: a multicenter study––Milan–Paris–Lyon experience of 646 lipofilling procedures. Plast Reconstr Surg 128: 341–346, 2011.

第6章 未来脂肪移植的前景和挑战

吉村浩太郎，朝日林太郎，森　正德

自治医科大学整形外科

要点

- 脂肪移植不仅能改善组织形态，还能改善组织功能。
- 脂肪组织中含有丰富的干细胞和血管内皮细胞。
- 通过机械方法切碎脂肪组织时，脂肪细胞也会被破坏。
- 脂肪组织的细胞外基质和培养的上清液也具有治疗价值。

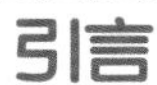

引言

皮下脂肪组织是人体内最大的内分泌器官，同时也是表现青春和女性特征所必需的组织。衰老带来的不是皮下脂肪的增加（肥胖），而是萎缩。脂肪中含有大量的组织干细胞和血管内皮细胞，具有储备能力（愈合能力、伸展能力等）和对血流的调节作用。

虽然脂肪移植最初是作为一种简单的通过注射填充来改善组织体积和形态的方法，但是通过移植这种功能细胞在改善组织功能方面也具有很大的潜力。研究表明，如果正确地（避免坏死）进行脂肪移植，它将超出整形外科领域的应用范畴，可以用于治疗各种慢性炎症性疾病、退行性疾病和纤维性疾病。此外，人们根据不同的治疗目的，对脂肪组织及其构成成分进行不同的处理和加工，提出了一些新的治疗手段，预计未来该领域的研究将取得重大的进展。

① 脂肪和干细胞

每克脂肪组织中含有 500 万 ~ 700 万个细胞，除了占其体积 90% 以上的脂肪细胞（约 100 万个）外，还有同等数量的脂肪源性干细胞（adipose-derived stem cells，ASC，ADSC）和脂肪源性血管内皮（祖）细胞（adipose-derived endothelial progenitor cells，AEPC），以及周细胞和巨噬细胞等多种细胞类型。脂肪细胞之间有毛细血管网，结缔组织内含有大的血管。许多 ASC 在毛细血管和脂肪细胞周围以 1：1 的比例分布存在，并且多存在于结缔组织的血管周围。当组织发生坏死时，ASC 就会被激活并转变成脂肪细胞或血管内皮细胞。与其他器官相比，脂肪组织对缺血的耐受性较差，经过 3 h 的缺血后许多脂肪细胞会发生坏死。

在对抽吸脂肪组织进行酶处理后，可以在短时间内回收脂肪细胞以外的细胞群，这些细胞群被称为基质血管成分（stromal vascular fraction，

SVF）。可以从 SVF 中选择性地分离 ASC 和 AEPC，在体外进行培养和增殖，也可以冷冻保存，以便后期用。

② 脂肪移植的功效——改善形态和功能

脂肪作为填充物

脂肪可以作为自体组织填充物，在美容和重建手术中用于增加组织体积或改善局部形态。在这种情况下，最重要的是保留足够的体积。由于移植脂肪是一种没有血液供应的组织，因此需要进行大量的研究和临床试验以确保移植后的高成活率。过去由于大量注射脂肪会导致脂肪坏死、囊肿形成、纤维化、钙化等严重问题，因此在乳房手术中曾被视为禁忌。但近年来，不管是隆胸还是重建手术，都广泛地应用了脂肪移植技术。

移植的脂肪组织表面数层细胞会发生坏死，之后移植组织内的 ASC 会分化为新的脂肪细胞。重塑过程一般在 3 个月内完成。移植组织所处的微环境（血流、压力等）和移植组织的大小（直径小于 2 mm）对重塑效率均会产生很大的影响。相对于正常脂肪组织，抽吸脂肪组织中的血管、神经和细胞外基质较少，单位体积的 ASC 数量也较少。为了提高 ASC 的含量，人们还尝试通过离心获取高密度脂肪，之后添加 SVF 和 ASC，该技术称为细胞辅助脂肪转移技术（CAL 技术）。

脂肪移植可改善组织功能——促进组织再生和免疫调节作用

欧洲整形外科医生采用脂肪移植结合针刺疗法（用针刺松解皮下纤维化粘连和挛缩），达到改善组织功能的效果，例如：将该技术用于治疗放疗后产生的难治性溃疡，应用后可以形成良好的肉芽组织，使血流通畅，瘢痕软化，纤维化减轻，淋巴灌注增加且排出通畅，疼痛减轻，瘢痕挛缩得到纠正，表皮色素沉着和肤色均得到改善。这种效果是通过针刺解除皮肤和神经的挛缩，通过脂肪移植改善血流和促进愈合而实现的。后者可能与脂肪源性干细胞的作用有关。这种功能的改善不仅适用于在正常组织中移植脂肪，而且在因瘢痕、缺血及干细胞缺乏等功能严重受损的组织中，临床效果也很显著，具体包括对放射线损伤、ASO 和 Buerger 病等动脉闭塞性疾病、糖尿病足、烧伤瘢痕、肥厚性瘢痕挛缩、瘢痕疼痛、医源性淋巴水肿、毛发稀疏、局部硬皮病和系统性红斑狼疮等的应用。

此外，人们已经证实 ASC 还具有抑制炎症的作用。它主要通过分泌因子来抑制免疫反应。治疗对象包括自身免疫性疾病、慢性炎症性疾病（退行性疾病）、纤维性疾病等。在持续抑制炎症的同时，可以减轻组织纤维化。目前，已广泛应用于治疗膝关节炎等疾病。

③ 用于脂肪移植相关技术的发展

基质血管成分（SVF）

如上所述，SVF 是通过对脂肪组织进行酶处理而得到的细胞群。SVF 中不仅含有 ASC 和 AEPC，还含有大量淋巴细胞和巨噬细胞等血细胞成分。由于只需 60 ~ 100 min 即可采集，因此也可以在手术过程中回收并注射。CAL 技术即是将 SVF 添加到脂肪中进行移植的方法。

目前，单独使用 SVF 抗炎和治疗其他疾病已经成为临床常用的方法。由于 SVF 是一种混合性细胞群，其中含有大量的白细胞，所以并不是数量越多越好。

体外培养的 ASC 和 AEPC

通过培养 SVF，ASC 可以很容易地实现纯化和扩增。近年来 AEPC 也可以被纯化和培养（图

6-1)。由于可以获得成分大致均一的细胞群，因此有可能产生更好的剂量依赖效应。另外，由于培养细胞不仅可以扩增，还可以冷冻保存，因此未来有望成为标准的治疗方法。细胞体外培养后所产生的组织再生、免疫抑制和血管新生等效应，均可以应用于临床治疗。

经机械方法处理的脂肪——微细脂肪组织和结缔组织

采用机械方法处理脂肪组织，可以得到微细脂肪组织，其应用越来越普遍。这种治疗不是为了改变体积，而是为了改变皮肤和皮下组织的功能，主要用于改善面部皱纹等衰老症状，达到美容的目的。目前已经使用了多种设备和方法进行机械处理，为了实现处理方法的最优化和标准化，仍然需要进一步研究。

这种机械处理的关键是要高效地将脂肪细胞切碎，使其可以通过细针注射，并尽量去除脂肪细胞，同时保持 ASC 存活并保留在组织中。与 SVF 和培养的 ASC 不同，机械处理得到的 ASC 存在于组织内，因此更容易发挥其功能。动物实验表明，与 ASC 相似，微细脂肪注射也可以促进糖尿病和放射性创面的愈合。虽然在文献中有许多不同的名称，如 Nano fat、MCAM、Lipogem、SVF gel、tSVF 等，但这些微细脂肪组织只是被处理成微小颗粒，而不是单独分离的细胞（图 6-2)。

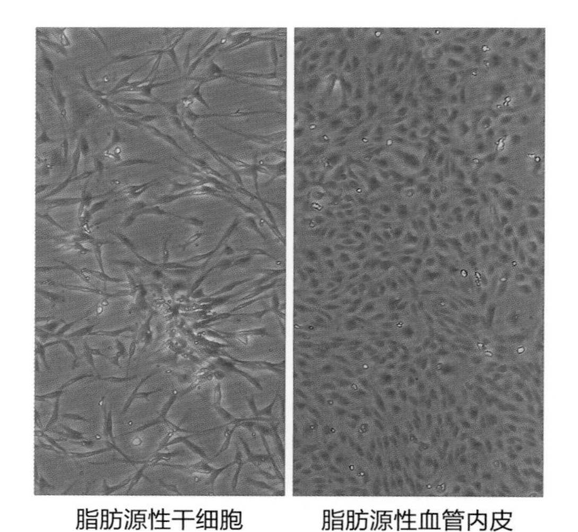

图 6-1 脂肪源性干细胞和脂肪源性血管内皮（祖）细胞

脱细胞脂肪组织

与皮肤一样，脂肪组织也可以通过冻干或化学处理使其脱去细胞，仅保留细胞外基质。由于不含细胞，所以可以进行异体移植。在美国，脱细胞皮肤 Alloderm® 来源于新鲜尸体，已经商品化。通过注射的方式应用脱细胞脂肪组织，可以在一定程度上诱导脂肪再生。

细胞培养的上清液

大量动物实验证实，在干细胞注射疗法中，其效果不仅源自干细胞的分化，而且更多的功效是源自干细胞所分泌的生物活性物质。目前临床上常用富血小板血浆（platelet rich plasma，PRP)，但是二者的成分完全不同。PRP 在凝集时从血小板的 α 颗粒中一次性释放出血小板衍生生长因子（platelet-derived growth factor，PDGF)、表皮细胞生长因子（epidermal growth factor，EGF）和转化生长因子 -β（transforming growth factor-β，TGF-β)，其作用是在外伤后短时间内激活或动员干细胞。而细胞培养的上清液中含有的因子，通常是在创伤愈合过程中被激活的干细胞在受伤后的 2～7 天分泌的产物，其中包括肝细胞生长因子（hepatocyte growth factor，HGF)、血管内皮生长因子（vascular endothelial growth factor，VEGF)、角化细胞生长因子（kerationocyte growth factor，KGF）等能够促进组织修复和血管新生的生长因子。

培养 ASC 的上清液中含有 ASC 所分泌的各

种细胞因子、外泌体、酶等物质。特别是在低氧等应激条件下培养 ASC 时，会分泌更多的细胞因子，其培养的上清液已经开始在临床上用于治疗脱发等问题。由于培养的上清液中不含细胞成分，因此可以用于异体移植。

细胞培养的上清液在含有有效成分的同时，还含有大量细胞培养后产生的代谢废物。如果能够去除这些废弃物，浓缩有效成分，将具有更高的应用价值。

④ 有治疗作用的脂肪组织

如前所述，以脂肪为材料的各种治疗产品上市后，其实用性备受关注。一方面，如果治疗目的是改变组织形态，那么获得一定体积的脂肪细胞是必不可少的。为了有效地获得移植后的成活体积，人们进行了各种创新性设计。同时，即使移植组织性能优良，如果移植技术不好，也会导致脂肪坏死和含油囊肿的发生。

另一方面，如果治疗的目的是促进组织愈合（促进组织再生并恢复其愈合能力和扩展能力）、调节免疫系统（如使用类固醇等免疫抑制剂时）、改善血流（促进血管新生）、减少纤维化（具有溶解作用）等，则 ASC 和 AEPC 较为重要，而脂肪细胞的作用较小。换言之，利用机械方法处理脂肪、使用 SVF 或经培养的 ASC、AEPC 等治疗方法较为可行。如果目的是免疫抑制或促进血管新生，细胞培养的上清液也有很好的功效。从细胞疗法监管的角度来看，机械处理脂肪比较容易实施，但是未来的发展趋势是培养出可以扩增和保存的细胞。由于干细胞本身的免疫原性很低，因此不仅可以使用自体细胞，还可以考虑使用异体细胞。在日本国内，已经有机构尝试使用培养的异体 ASC 来治疗肝硬化。

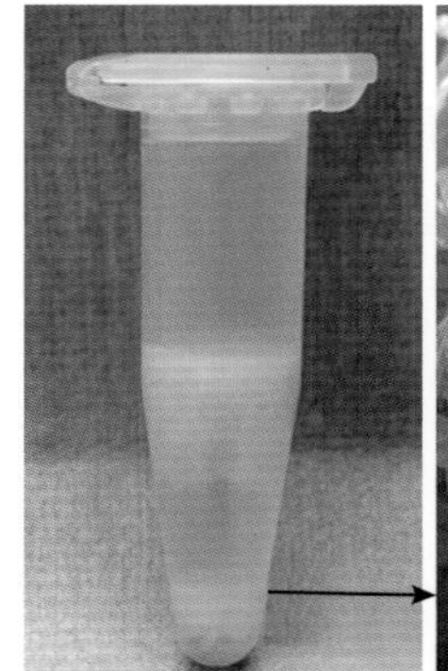

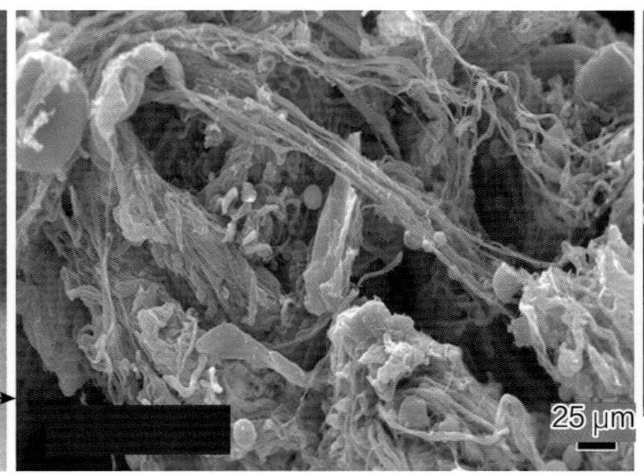

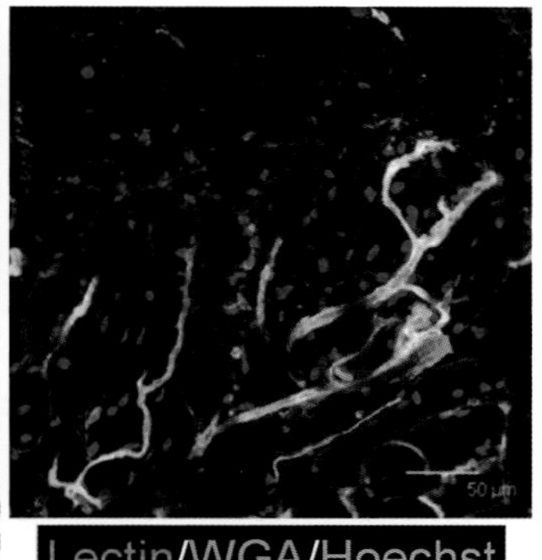

图 6-2　经机械处理的脂肪

5 在整形外科领域中除组织体积增大以外的用途

下肢缺血、糖尿病足、难治性溃疡

目前的研究证实，脂肪移植可用于治疗这些疾病。机械处理后的脂肪、SVF 和经培养的 ASC 均有望取得一定的效果。常用的方法是，从缺血部位的中枢侧开始局部应用，使其逐步恢复正常。通过治疗可以改善血流状况，提高组织氧分压，改善组织的愈合能力，在溃疡处逐渐形成良好的肉芽组织，并促进创面收缩。

放射线损伤、放射性溃疡

放射线治疗引起的损伤有可能需要数年时间逐渐进展。由于放射线的分次照射，正常组织的干细胞也有一部分损失。逐渐出现的症状有缺血、纤维化和萎缩等。有时也会发生皮肤附属物的损伤，如干燥、脱发、血管扩张等。进行外科手术后，可以看到伤口愈合能力明显不如健康组织。对放射线损伤组织和放射性溃疡的周围组织进行脂肪移植可以改善上述症状。

移植脂肪时，如果存在皮肤挛缩的情况，可以采用针刺进行剥离（用尖锐的针剥开皮下纤维组织），然后进行脂肪注射填充（图 6–3）。用机械处理后的脂肪、SVF 和经培养的 ASC 均可以取得一定的效果。

增生性瘢痕、烧伤瘢痕

烧伤和外伤后的增生性瘢痕，治疗上难度较大。在面部、鼻部和眼睑等部位反复进行多次手术后，可能形成瘢痕性组织，有时很难进行进一步外科治疗。在这种情况下，可以尝试脂肪移植。在瘢痕内用尖锐的针呈线状扎出多个的孔，然后进行脂肪填充，使瘢痕内细致而均匀地布满脂肪组织。如果操作规范，6～12 个月后瘢痕组织会变薄、变软，愈合能力将得到改善。

如果希望纠正变形的皮肤，可以进行皮下针刺，或者在表面用微针滚轮（点阵激光器）制备多个微孔，将有助于整体外观的重塑（图 6–3）。

瘢痕挛缩、神经痛

由瘢痕挛缩引起的运动受限，有时可以通过皮下微针治疗加以解决。如果单独进行微针治疗可能会导致症状复发，联合脂肪填充可以防止复发。

神经痛有时是由于神经被瘢痕包裹并牵扯所致。这种神经痛可以使用微针将周围组织与神经粘连分离加以改善。同样，使用脂肪填充可以防止复发。

淋巴水肿

淋巴结清扫术后可能出现继发性淋巴水肿。有研究发现，在腋窝、腹股沟等淋巴结肿大部位进行脂肪移植，可以改善淋巴水肿。其可能的机理是，移植后成活的脂肪组织具有排泄淋巴液的功能。

脱发症

男性脱发症患者的头皮部位皮下脂肪组织缺失。皮下脂肪组织对毛囊及其毛发周期的维持起着重要的作用。对于男性脱发症，除了常规的外用药和内服药治疗外，还可以通过注射生长因子、PRP、ASC 培养后的上清液等方法进行治疗。还有研究发现，通过皮下脂肪移植，在几个月内就看到了生发效果。

结语

关于脂肪组织和脂肪细胞的研究，在这十几年间取得了飞跃性进展。主要的理论进展包括：①脂肪细胞是与糖尿病和代谢综合征密切相关的内分泌器官，是重要的治疗靶器官；②在脂肪组织中，存在与骨髓间充质干细胞相近的多功能性组织干细胞，由于脂肪容易采集，因此作为未来细胞治疗的实用工具而备受关注；③随着脂肪移植技术的进步和临床结果的改善，人们逐渐发现除了增加组织体积外，脂肪移植还具有改善组织功能的作用。

为了治疗受伤后无法自我修复的病态组织和因干细胞消耗而枯竭的组织，可以通过细胞移植使“不能手术的组织”变成“可以手术的组织”。从理论上来说，首先应该移植干细胞（包括组织和细胞产品），以恢复其功能（如愈合能力、扩展能力等）。随着对脂肪和干细胞研究的进展，临床应用已逐渐开展。

在脂肪采集和治疗应用方面，未来整形外科医生将成为再生医学的核心角色。为了实现治疗目的，还需要进一步的技术革新，以及进行具有挑战性的研究。

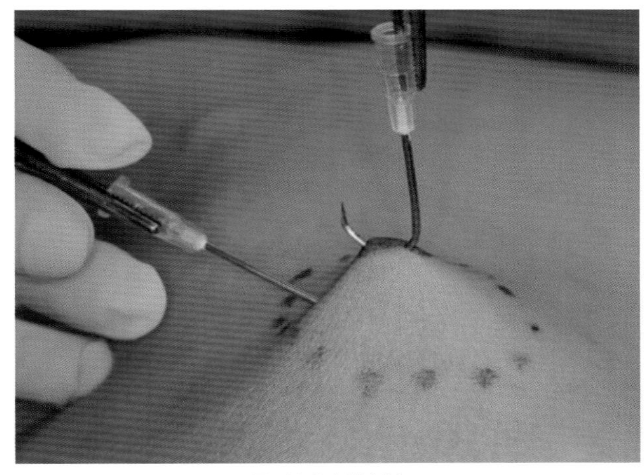

用 18G 针针刺

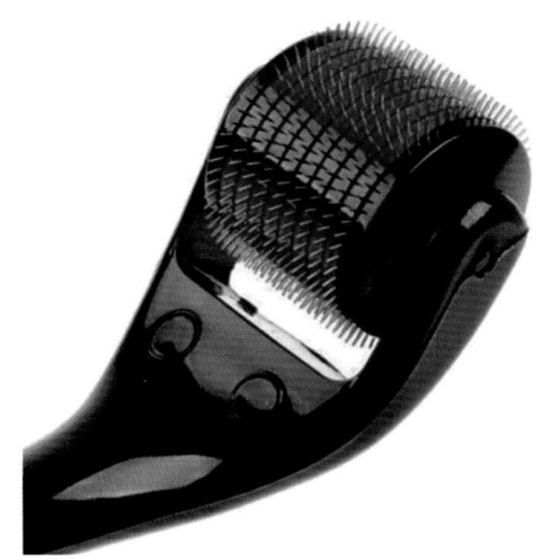

微针滚轮

图 6-3　针刺示例

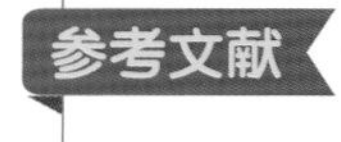

[1] Yoshimura K, Shigeura T, Matsumoto D, et al: Characterization of freshly isolated and cultured cells derived from the fatty and fluid portions of liposuction aspirates. J Cell Physiol 208: 64–76, 2006.

[2] Mashiko T, Yoshimura K: How Fat Survives and Remodels after Grafting? Clin Plast Surg 42: 181–190, 2015.

[3] Butala P, Hazen A, Szpalski C, et al: Endogenous stem cell therapy enhances fat graft survival. Plast Reconstr Surg 130: 293–306, 2012.

[4] Yoshimura K, Sato K, Aoi N, et al: Cell-assisted lipotransfer (CAL) for cosmetic breast augmentation: supportive use of adipose-derived stem / stromal cells. Aesthetic Plast Surg 32: 48–55, 2008.

[5] Rigotti G, Marchi A, Galiè M, et al: Clinical treatment of radiotherapy tissue damage by lipoaspirate transplant: a healing process mediated by adipose-derived adult stem cells. Plast Reconstr Surg 119: 1409–1422, 2007.

[6] Feng J, Doi K, Kuno S, et al: Micronized cellular adipose matrix (MCAM) as a therapeutic injectable for diabetic ulcer. Regen Med 10: 699–708, 2015.

[7] Mashiko T, Wu S, Feng J, et al: Mechanical micronization of lipoaspirates: squeeze and emulsification techniques. Plast Reconstr Surg 139: 79–90, 2017.

[8] Toyserkani NM, Jensen CH, Sheikh SP, et al: Cell-assisted lipotransfer using autologous adipose-derived stromal cells for alleviation of breast cancer-related lymphedema. Stem Cells Transl Med 5: 857–859, 2016.

第二篇

各论1

面部脂肪注射移植
——个人应用方法介绍

第7章

面部脂肪注射移植——个人应用方法介绍

先天性疾病的软组织重建

坂本　好昭 | 庆应义塾大学医学部整形外科

要点

- 对于先纠正骨组织畸形的病例，如果伴有明显的瘢痕增生，则脂肪注射移植后可能无法获得较为满意的效果。
- 从安全性考虑，婴幼儿期的脂肪采集部位最好是在大腿部和臀部。
- 婴幼儿时期的脂肪性状与成人不同，应避免过度采集。

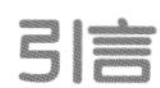

引言

对于导致骨和软组织发育障碍的疾病，如第一二鳃弓综合征和发育不全综合征（Treacher Collins），治疗策略是“先处理骨骼，再处理软组织”。同时，即使通过骨延长术和重建术改善了骨骼结构，也不能完全解决容貌缺陷问题。对此，可通过带血管蒂的复合组织移植等方法加以解决，但是这种方法存在损伤较大、供区瘢痕等问题。由于脂肪注射移植技术不会引起供区瘢痕，并且能有效改善容貌，因此可以用于此类先天性疾病治疗。

本章将介绍关于脂肪注射移植术治疗先天性疾病的实际操作、存在问题，以及作者的治疗策略。

① 适应证

· 面部软组织不足的病例。

· 婴幼儿出生后 6 个月。

· 有适宜的供区可供抽吸脂肪。

注意事项

避免从婴幼儿腹部采集脂肪（因此与成人相比，婴儿的腹壁薄弱，腹壁穿孔的风险较高）。

② 术前计划

当患儿有下颌骨发育不良时，常伴有咬合异常，患者相对较瘦，因此，需要考虑是否能采集到足够的脂肪。另外，已经对骨骼实施手术或接受耳廓整形手术的情况下，软组织部位往往存在瘢痕。因此，与普通的脂肪注射移植相比，其吸收量可能更大，应告知需要多次注射的可能性。

如上所述，常规治疗流程是先改善骨骼，后改善软组织。但是如果按照此次进行治疗，脂肪移植部位将是瘢痕分布区，存在脂肪成活率不稳定的问题。另外，最近越来越多的人希望尽早改善容貌，所以在改善骨骼之前，可以先进行以改善面部外观为目的的脂肪注射移植。这种方法的优点是，可以最大限度减少注射部位瘢痕的影响。在软组织优先处理的情况下，应该在婴儿出生后 6 ~ 12 个月进行操作，因为此时是体脂率最高的时期。

③ 手术技术

以下，将分别介绍已经进行骨组织矫正的成年骨骼优先病例和婴幼儿软组织优先（soft tissue first）病例。

与乳房部位脂肪注射相比，由于注射量较少，因此成人可以在局部麻醉下进行，但基本上还是在全身麻醉下进行。在手术中进行全面部消毒，之后显露全面部，以便进行左右比较。

吸脂

脂肪抽吸时使用的是普通带锁定式卡扣的 10 mL 注射器（图 7–1）。由于不需要应用吸脂

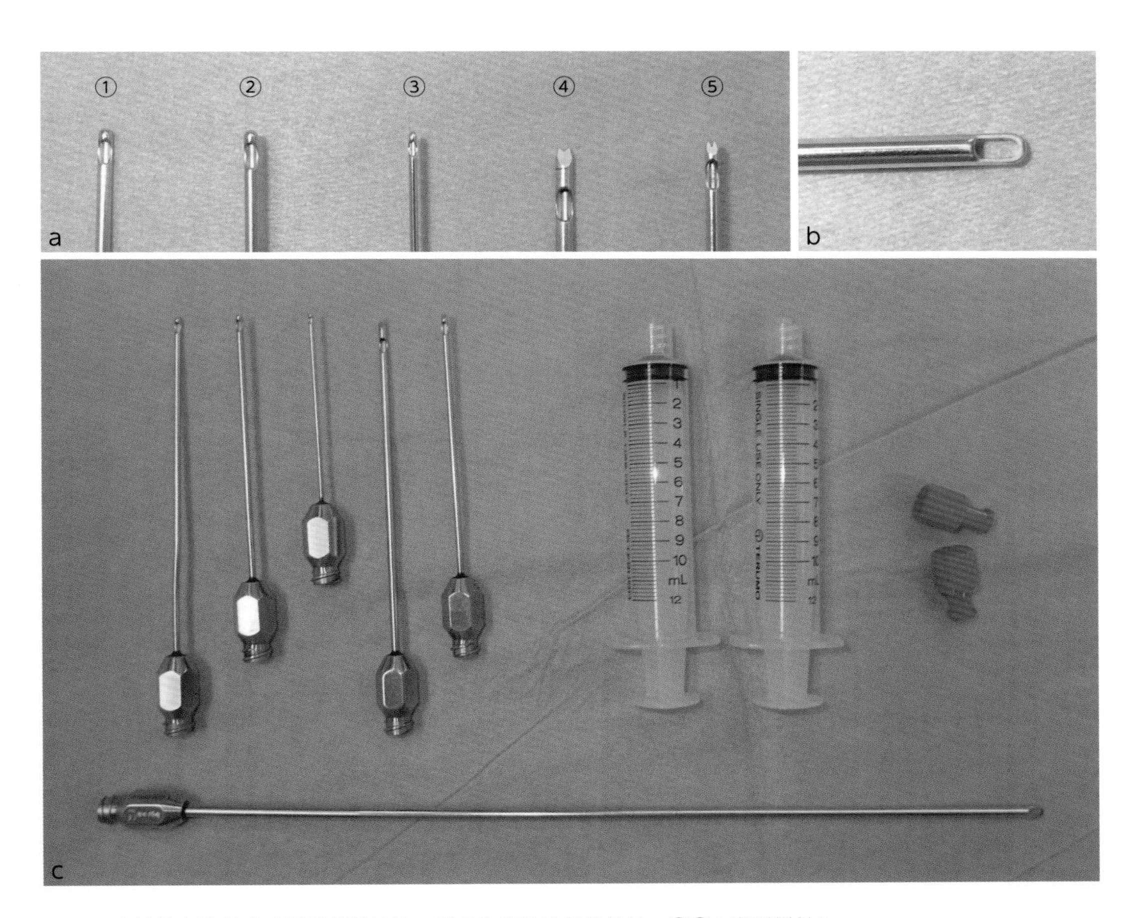

a：用于注射的套管前端（①②普通钝针，③用于眼睑注射的钝针，④⑤ V 字形锐针）。
b：抽吸用套管的前端。
c：吸脂器套装（使用带锁定式卡扣的 10 mL 注射器。红色盖子在离心时使用）。

图 7–1　作者采用的吸脂套装

机等大型设备，因此易于操作。吸脂使用直径3 mm左右的吸脂管。

采集部位首选腹部、大腿部和臀部。但是，在有先天性疾病的情况下，BMI常较低，有可能无法从腹部采集到足够量的脂肪。为了能够在同一体位下采集脂肪，多以大腿侧后方作为供区。

对于婴幼儿病例，应避免从腹部采集脂肪，因为有穿透腹壁导致腹腔内脏器损伤的风险。由于婴幼儿比较容易改变体位，所以多采用侧卧位，从大腿后侧和臀部采集脂肪（图7–2）。

脂肪采集的具体方法是，首先将含有肾上腺素的1%利多卡因注射液用生理盐水稀释10～20倍后注入皮下脂肪层，用于抽吸部位的止血和局部麻醉，然后再进行抽吸。抽吸时，用对侧的手捏住皮肤和皮下脂肪，将套管插入其中，这样会减少损伤肌肉组织和穿透皮肤的风险（图7–3）。抽吸完成后用5–0或6–0尼龙线缝合切口。

吸脂的处理

注射器内含有血液和利多卡因注射液，为了去除这些成分，缩小移植脂肪的体积，需要进行离心处理。以700～1200 r/min的离心分离转速持续离心3 min（图7–4、图7–5）。

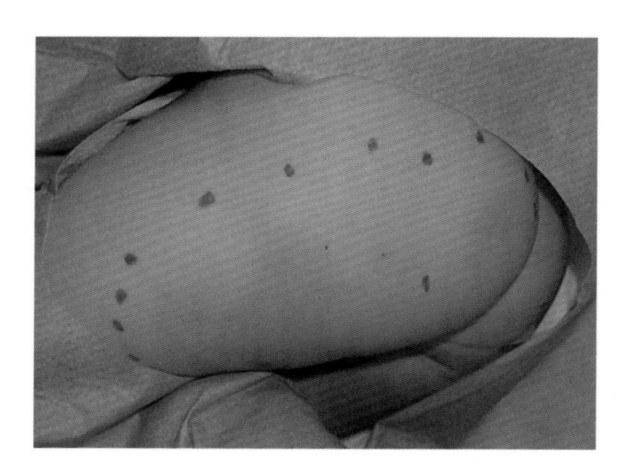

采取侧卧位，从大腿后侧和臀部采集脂肪。

图7–2 婴幼儿的脂肪采集

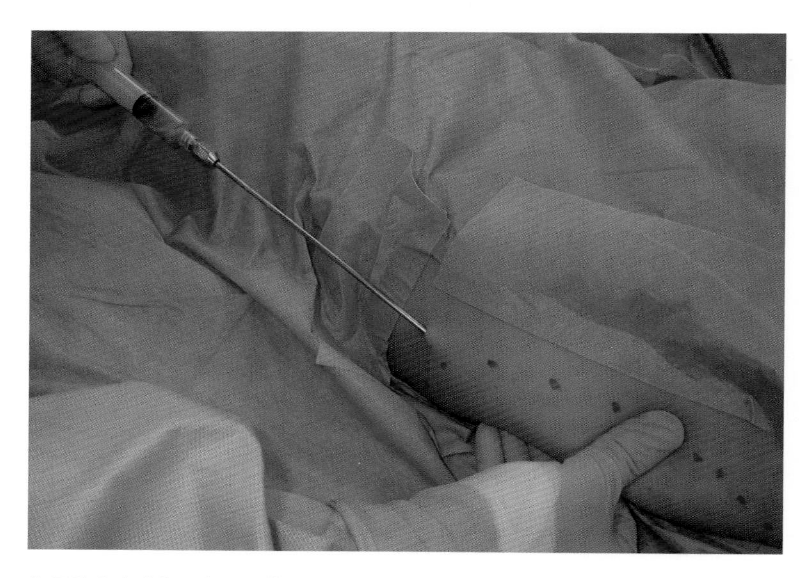

为了防止皮肤和肌肉组织的穿透和挫伤，捏起皮肤和皮下脂肪，将套管插入其中。

图7–3 从成人大腿外侧采集脂肪

经三通装置粉碎脂肪组织，然后将脂肪组织分装至 1 mL 注射器中，之后进行注射。如果这些操作耗费较长时间，脂肪细胞就会逐渐被破坏，因此最好在抽吸后尽快进行处理和注射。

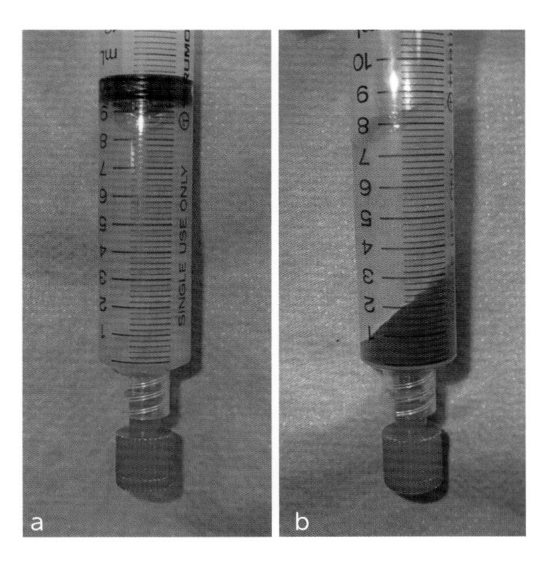

分离去除局部麻醉药和血液成分。
a：脂肪采集后。b：离心分离后。

图 7–4　从成人身上采集的脂肪

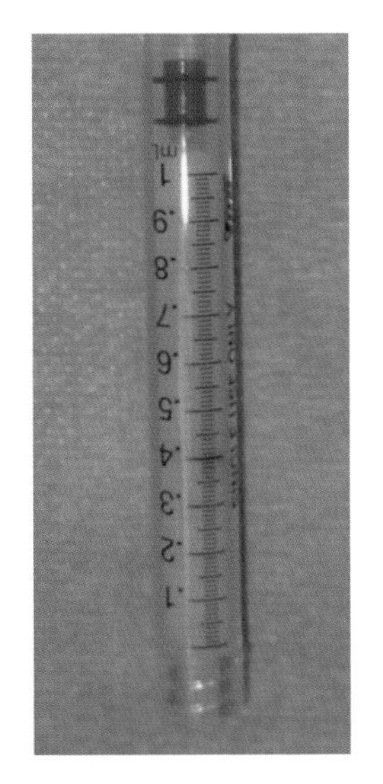

与成人脂肪组织颜色不同。

图 7–5　从婴幼儿身上采集的脂肪（离心分离后）

注射

与其他部位的脂肪注射一样，最好不要集中在一个位置进行注射，而是尽可能分散注射，每个位置注射少量。

为了尽量防止面部神经和血管损伤，在注射过程中使用 1 mm 的钝针套管，而不使用 18G 针。为了使用钝针，在耳垂根部做一个 2 mm 左右的切口。通过该切口，可在从颞部到口角的所有区域进行注射（图 7–6）。

对于骨骼优先的病例，瘢痕组织常较严重，钝针可能无法顺利刺入。在这种情况下，有时需要使用前端呈 V 字形的套管。注射结束后，使用 6–0 或 7–0 尼龙线对耳垂根部的切口进行缝合。

由于婴幼儿皮肤薄弱，即使使用钝针也要注意不要穿透皮肤。成年骨骼优先的病例，在术后 1 ~ 3 个月，注射的脂肪会有所吸收，因此需要略微超量注射。而在婴幼儿期治疗几乎不会发生脂肪吸收，因此尽量避免过量注射。

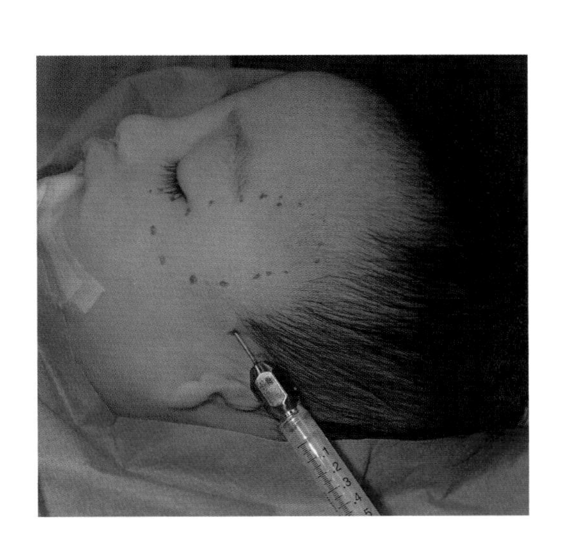

考虑到此后要进行耳廓整形手术，本病例从鬓角部位进行注射。

图 7–6　对婴幼儿患者进行脂肪注射

④ 术后处置

如果治疗过程顺序，即使是婴幼儿病例也可以在术后第 2 天出院。缝线在术后 1 周拆除。由于抽吸的量不多，因此不需要在抽吸部位穿弹性长筒袜或弹力绷带加压包扎等。

在术后 1～3 个月，最好避免对注射部位进行压迫。建议睡觉时尽可能避免采用注射部位朝下的体位。

⑤ 随访

由于术后 3～6 个月脂肪的成活率基本稳定，因此在此之后可以考虑进行进一步矫正手术。

如果在婴幼儿期采用软组织优先的方法进行脂肪注射，考虑到未来可能需要进行骨骼矫正手术，最好采用不会对骨组织手术造成不良影响的脂肪注射方法。并且需要考虑到手术后的变化，应避免进行过量脂肪注射。

在骨骼优先的情况下，瘢痕较为明显的部分即使进行多次脂肪注射，也可能无法达到预期的效果。在这种情况下应该考虑采用吻合血管的游离脂肪组织移植等方法加以矫正。

⑥ 并发症

对先天性疾病进行面部脂肪注射时需要注意解剖学上的异常。虽然可以预想到每个病例的血管和神经走行不同，但是在术前难以进行准确的评估。虽然很少发生过严重的并发症，如面部神经麻痹或因血管栓塞引起的皮肤坏死和失明等，但是，仍需要在术前充分告知此类并发症发生的风险。

另外，在进行面部脂肪注射治疗时难以准确预测脂肪的成活率。特别是骨骼优先病例容易出现过度填充的情况，在皮下粘连等移植床条件较差的部位注射过多脂肪，容易产生钙化、硬结、皮肤凹凸不平等异常表现，需特别加以注意。

⑦ 病例介绍

骨骼优先（bone first）和软组织优先（soft tissue first）的典型病例介绍如下。

【病例1】18岁女性，左侧第一二鳃弓综合征（骨骼优先病例）

患者患有左侧第一二鳃弓综合征，在其他医院实施了上下颌骨截骨术。左面部软组织量明显不足，为了改善面部不对称和颈部外观来诊。从双侧大腿抽取脂肪组织，行至侧面颊部脂肪注射移植，同时进行下颌整形。脂肪注射时为了防止面部瘢痕，在耳垂根部做 3 mm 左右切口，从该部位插入套管进行注射。共计注射 33 mL 脂肪。术后 1 年观察可见，与术前相比，面部左、右不对称得到了明显改善（图 7–7）。

【病例2】6个月女婴，发育不全综合征（Treacher Collins综合征）（软组织优先病例）

患儿患有 Treacher Collins 综合征，从颧颊部到眼眶外侧表现为特征性凹陷畸形和外眦部下垂。从双侧大腿部采集脂肪，在左、右面部分别注射 7 mL 脂肪。术后 6 个月观察可见，外眦部下垂现象仍存在，但颧颊部凹陷明显改善，特征性面部畸形状况得到缓解（图 7–8）。

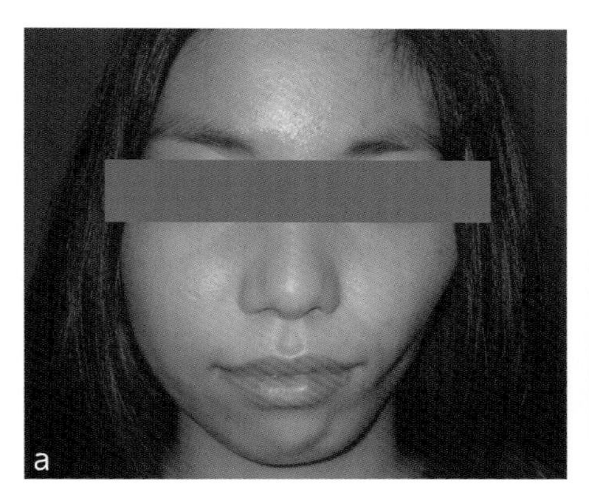

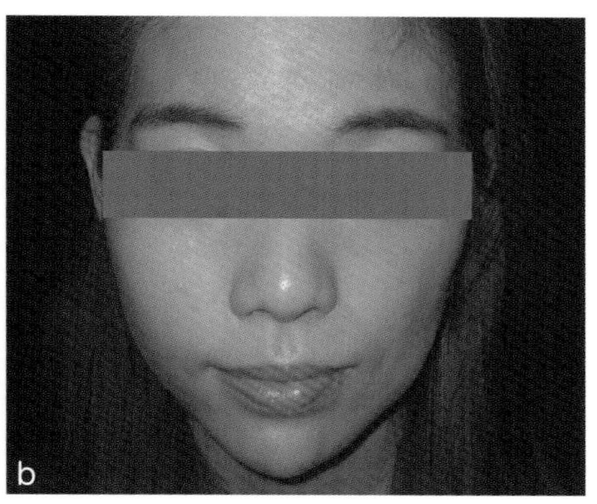

18 岁女性，患者左侧第一二鳃弓综合征，曾行上下颌骨截骨术。对左面颊部进行一次脂肪注射移植，同时进行了下颌整形。
a：术前。b：术后 1 年。

图 7–7 【病例 1】骨骼优先（bone first）病例

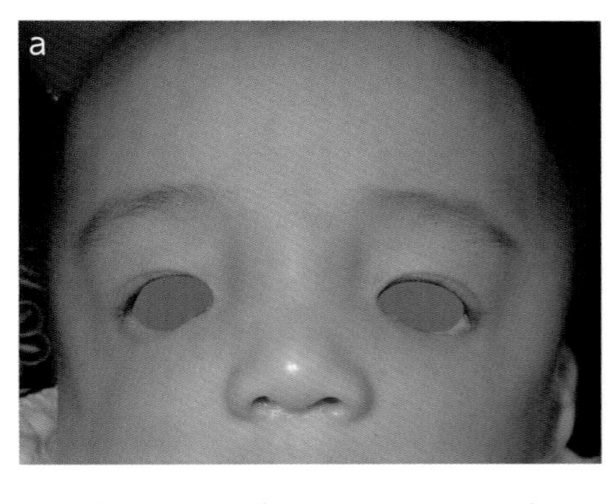

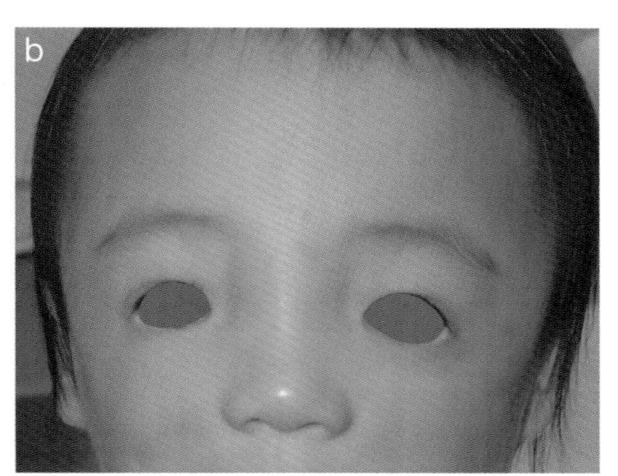

6 个月女婴，患有 Treacher Collins 综合征，进行了一次脂肪注射移植。
a：术前。b：术后 6 个月。

图 7–8 【病例 2】软组织优先（soft tissue first）病例

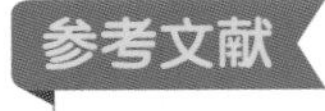

[1] Konofaos P, Arnaud E: Early fat grafting for augmentation of orbitozygomatic region in Treacher Collins Syndrome. J Craniofac Surg 26: 1258–1260, 2015.

[2] Kurita M, Matsumoto D, Shigeura T, et al: Influences of centrifugation on cells and tissues in liposuction aspirates: optimized centrifugation for lipotransfer and cell isolation. Plast Reconstr Surg 121: 1033–1041, 2008.

[3] Matsumoto D, Shigeura T, Sato K, et al: Influences of preservation at various temperatures on liposuction aspirates. Plast Reconstr Surg 120: 1510–1517, 2007.

第8章

面部脂肪注射移植——个人应用方法介绍

注射方法和典型病例

市田　正成 | 市田诊所

要点

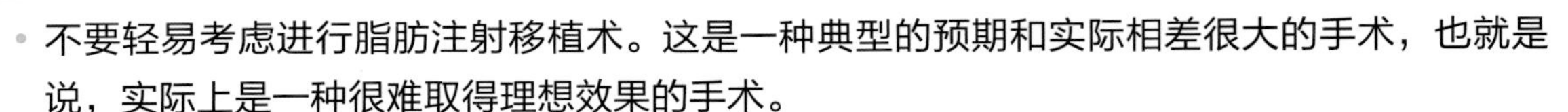

- 不要轻易考虑进行脂肪注射移植术。这是一种典型的预期和实际相差很大的手术，也就是说，实际上是一种很难取得理想效果的手术。
- 最重要的一点是熟练掌握注射方法，培养能够在不看刻度的情况下通过手指感觉边向后缓慢退针边少量注射的技能。
- 避免产生脂肪囊肿。
- 术后局部冷却镇静非常重要，但最大的困难是难以保持较长时间，术前应向患者充分说明。

引言

面部脂肪注射移植术是一种不用手术刀就能实现的面部年轻化方法，操作难度介于外科手术和填充物注射之间。日本在1988年开始实施脂肪注射移植术时的基本理论是，成人脂肪细胞的数量是固定的，不能增殖，而且当时还没有脂肪源性干细胞的概念。

从那个时代开始，作者就开始从事脂肪注射移植，并对面部和乳房的脂肪注射技术进行了改进和创新。本章将重点介绍目前面部脂肪注射的方法，并与以前的方法进行比较说明。

① 适应证和禁忌证

适应证

- 基本上大多数部位都可以进行脂肪注射移植。
- 为了方便起见，作者将面部进行了区域划分，分为额部、上睑、下睑、颊部、颞部、鼻根、鼻唇沟纹、口角纹、下颌等部位。

禁忌证

- 皮肤上有痤疮等化脓性炎症的部位不能注射脂肪。
- 由于在上睑靠近睫毛的睑板部位注射脂肪会使皮肤明显隆起，因此不宜进行此项操作。

② 术前计划

问诊

首先询问患者希望改善哪个部位。

选择治疗方法

确定是进行脂肪注射，还是透明质酸注射等其他填充物注射。如果认为脂肪注射最为合适，应积极推荐。

脂肪注射的部位和预测效果

将面部划分为几个注射部位（图 8–1），向患者展示预期效果。

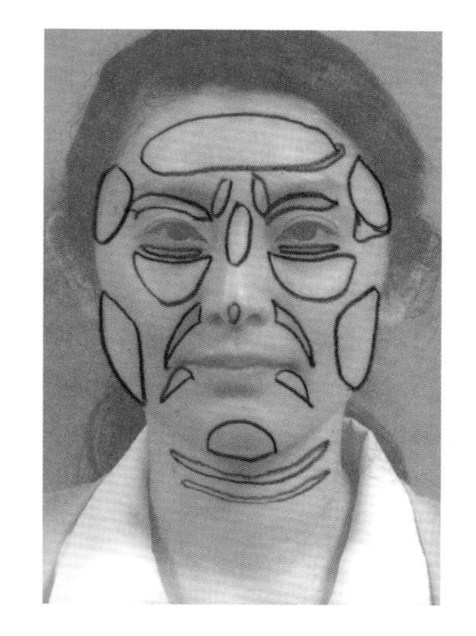

为了方便起见，将面部划分为几个注射部位。

图 8–1　面部脂肪注射部位的划分

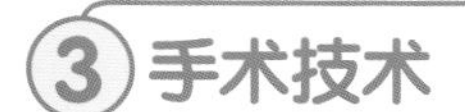

③ 手术技术

采集脂肪

● 确定脂肪供区

纤维组织较多且皮下脂肪较硬的部位更适合作为脂肪供区。腹部正中部位的皮下脂肪过于柔软，不适于上睑以外的脂肪注射移植。可供选择的脂肪供区依次为：①大腿部；②侧腹部；③上臀部；④上臂外侧。对于上睑来说，上臂内侧柔软的皮下脂肪最为适合。

● 局部麻醉

为了实现较大范围的局部浸润，使用 50～60 mL 含有肾上腺素的 0.5% 利多卡因溶液进行麻醉。

● 脂肪采集设备

用于面部脂肪注射的抽吸套管直径为 2 mm，可连接到 20 mL 的一次性注射器上进行抽吸。作者通常使用郁金香公司制造的直径为 2 mm 的套管（图 8–2）。

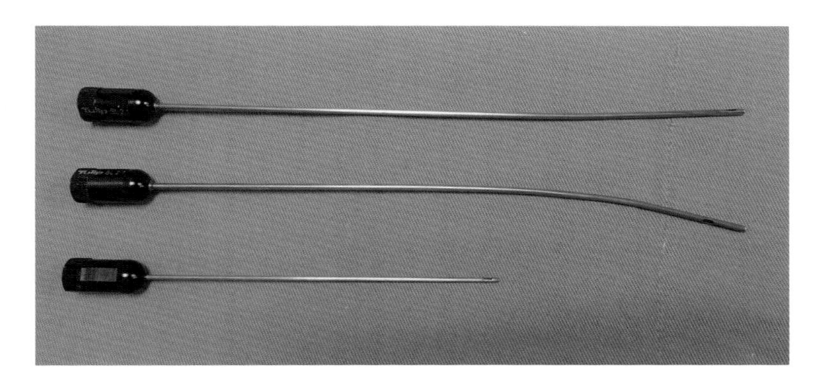

上面两根套管直径为 2 mm，下面套管直径为 1.6 mm。

图 8–2　郁金香公司制造的抽吸套管

采集脂肪的处理

● 传统的清洗处理方法

作者最初进行脂肪注射的 10 年间，将抽吸的脂肪放入过滤器中，用生理盐水清洗 3 ~ 4 次。近年来的研究表明，脂肪中存在脂肪源性干细胞，并且发现血小板中含有生长因子，而清洗过程可能会洗去大部分的脂肪源性干细胞和血小板。

● 针对传统方法的改进

为了保留重要的脂肪源性干细胞和血小板，作者将传统方法进行了改进，把采集到的脂肪放入过滤器中，仅用少量生理盐水清洗 1 次。

● 离心法分离

作者目前使用的方法是，将采集到的脂肪组织放入带有重量过滤器（Medikan 公司）的注射器中，用离心机离心（3660 r/min，5 min）。离心后分为三层：上层是破损脂肪细胞释放的油脂，中间层是颗粒脂肪，下层是含有麻醉液和血液成分的液体层。仅使用中间层颗粒脂肪用于注射移植（图 8–3）。采用这种方法，可以移植含有更多脂肪源性干细胞和血小板的脂肪组织，而传统的生理盐水冲洗的方法则会冲走这些成分。

脂肪注射

● 脂肪注射的设备

准备 1 mL 一次性注射器和 18G 注射针头（稍钝的 LB 针）（图 8–4）。

● 3 种注射方法

脂肪注射是一项需要熟练掌握的技术。看似简单，其实难度很大。因为随着年龄的增长，变平或凹陷的部位较难达到预期的饱满的效果。

脂肪注射可以使用两种注射针，一种是使用锐针注射，另一种是使用钝针注射。作者认为，面部脂肪注射使用锐针较好，因为锐针更适合注射局部部位。

操作时将 18G 针缓慢地向前移动创建一个通道，并在退针时将脂肪注入该通道内。为了使脂肪均匀地分布在这个通道内，需要熟练掌握注射技巧。重要的是要学会随着针的后退，将

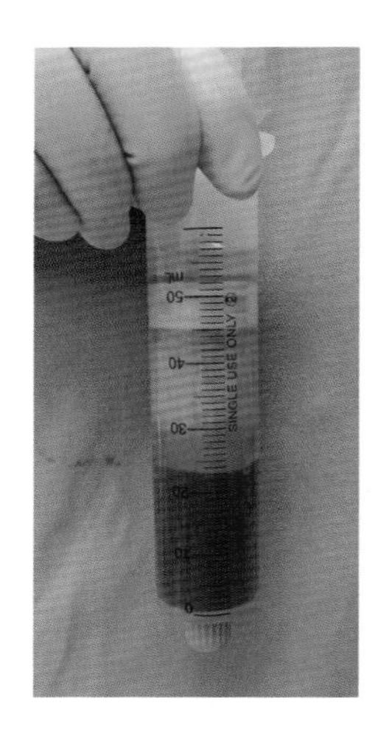

使用带有重量过滤器的注射器进行离心分离，离心后分为三层。从上到下依次为：破损脂肪细胞释放的油脂、重量过滤器、颗粒脂肪、血液成分和麻醉液。

图 8–3 **带有重量过滤器的注射器离心后外观**

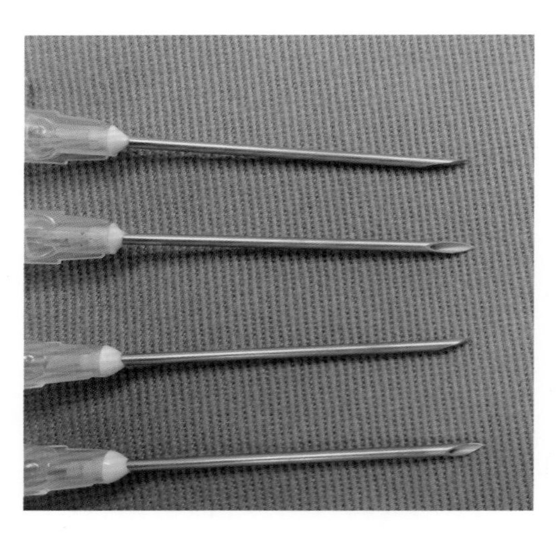

上面两根针是 LB 针，用于脂肪注射。
下面两根针是 RB 针，普通的输血针。

图 8–4 **注射用 18G 针头**

0.1 mL 的脂肪分成 3 份注入，要在几乎不看刻度的情况下自然注射。还要逐步掌握将其分成 5 份或更多份的能力。更高级的能力是，使注射针在后退的同时进行面条状注射（图 8-5，图 8-6）。

在形成注射通道后，需要灵活地应用以下 3 种注射方法。

· **水平重叠注射法**：指简单地将水平方向注射的脂肪堆叠起来的方法，临床上通常采用这种注射方法（图 8-7）。

· **垂直向上注射法**：先将针头插入皮下组织，之后向皮下浅层推进。在较浅的皮下脂肪层中，用未拿注射器的那只手的手指轻压皮肤，使注

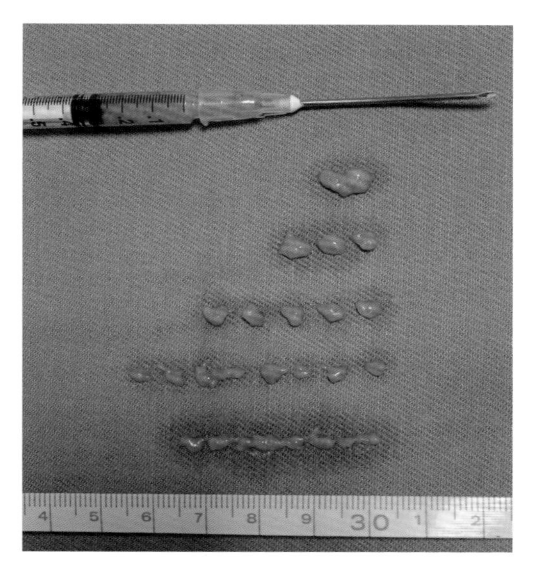

5 行脂肪组织总量均为 0.1 mL。

图 8-5　脂肪注射训练

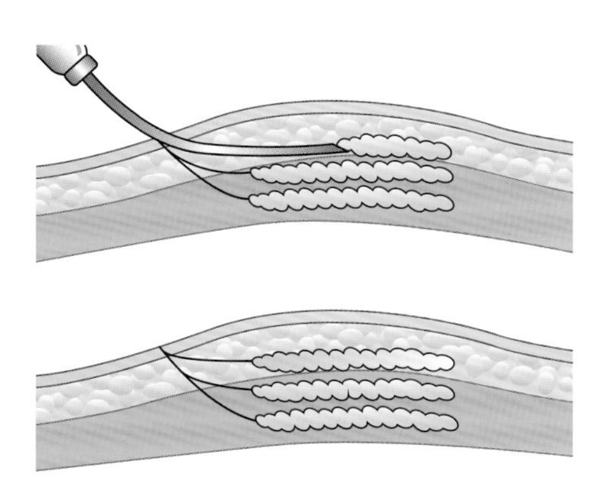

要点是从深层到浅层反复注射。

图 8-7　水平重叠注射法

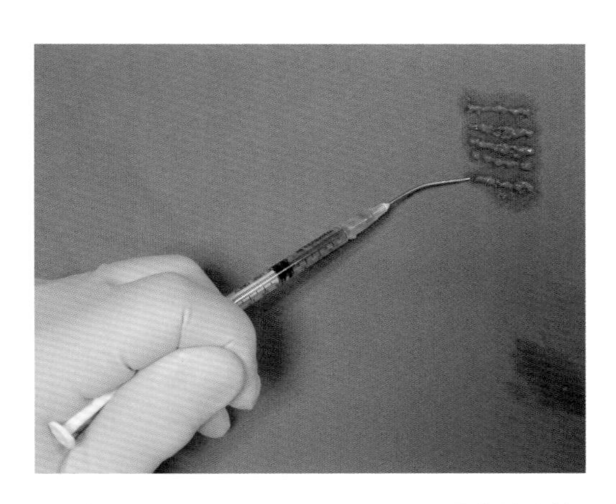

每行脂肪组织总量均为 0.1 mL，呈面条状注射，注射区长度为 2 cm 左右。也就是说，注射针后退 2 cm 过程中，不看刻度也能注射 0.1 mL 脂肪，有必要锻炼并掌握这种操作的感觉。

图 8-6　脂肪注射训练

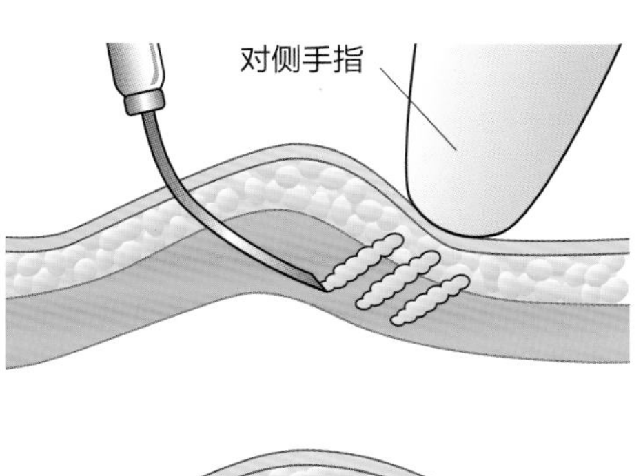

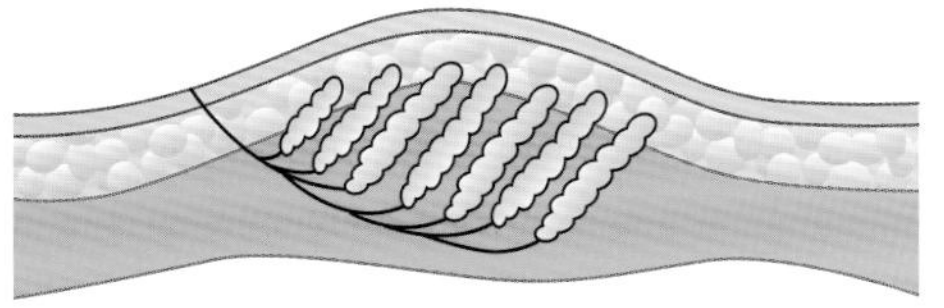

当弯曲的针尖从深部到达皮下浅层时，用对侧手指轻压皮肤，使针尖尽量垂直皮肤表面，这样可以使注射脂肪的方向与皮肤表面垂直，从而使凹陷部位隆起。

图 8-8　垂直向上注射法

射针垂直于皮肤表面。然后边退针边将脂肪注射成柱状。通过在垂直方向多次注射脂肪，使该部位呈圆顶状隆起，明显增强了脂肪注射的效果。作者在下睑下部、颧颊部、上睑部、颞部，以及下颌部位使用了这种注射方法。该注射方法可以使注射部位隆起为圆顶状，从而达到较为理想的效果（图 8–8、图 8–9）。

· **垂直向下注射法：**与垂直向上注射法相反，是在深部将注射针垂直向下推进，到达骨膜后一边退针一边注射脂肪的方法。在矫正颞部等有骨组织凹陷的部位时较为有效（图 8–10）。

④ 术后处置

局部静养

脂肪注射术后，需要按照皮肤移植术的术后常规进行静养。但是，由于面部某些部位参与进食、交谈等活动，因此很难保持完全静止。其他不遵守术后恢复期规范的行为将会对最终效果产生较大的影响。

禁止化妆

术后短期内术区不宜触摸或受压。术后 2 周内禁止化妆。

冷却

脂肪注射部位的冷敷较为重要。在周围毛细血管吻合建立之前，注射的脂肪微粒在低温状态下可以长时间成活。因此，与气温较高的季节相比，冬季脂肪成活率更高。夏季在有空调的室内进行操作，并且可以间歇性地应用退热贴。间歇性应用是为了防止发生接触性皮炎。最好保持 2 个月的低温状态，可以使注射的脂肪在 2 个月内容量保持不变。

⑤ 随访和再次注射

· 不同注射部位的脂肪成活率有较大的差异。不同部位的成活率差异见表 8–1。
· 手术 2 个月后，注射脂肪的容量不再减少。
· 在术后 3～6 个月时，根据患者的需要可再次注射。

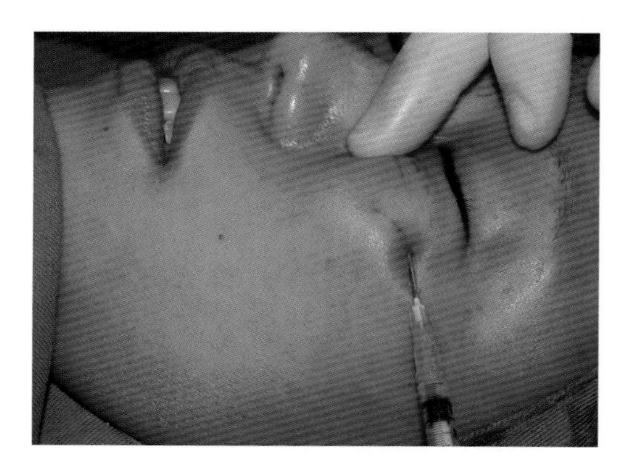

针尖从深部向皮下浅层推进，手指轻压，一边退针一边注射脂肪。

图 8–9 垂直向上注射法的实际操作

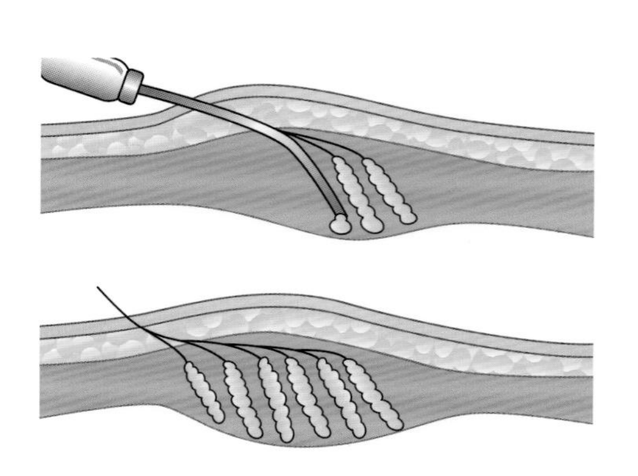

图 8–10 垂直向下注射法

⑥ 用冷冻保存的脂肪再次注射

再次注射时，有时会重新采集脂肪，但多数情况下使用冷冻保存的脂肪。再次抽吸脂肪会给患者造成压力，因此冷冻保存脂肪有较大的临床实用价值。作者使用 -80℃试剂保存用低温水箱（mybio，日本 freiser 公司制造）冷冻保存脂肪组织，便于第二次和后续的脂肪注射。

有关保存脂肪活力（viability）的方法还有很多尚未阐明的地方，希望日后能够建立更好的保存方法。图 8-11 为使用冷冻保存的脂肪进行注射的病例展示。

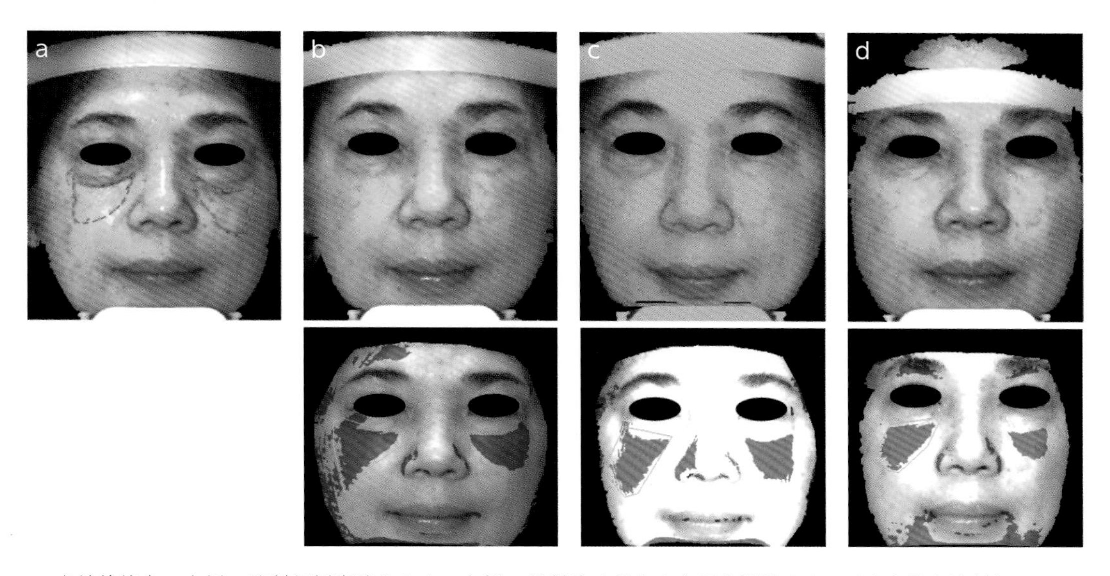

a：术前的状态。右侧：注射新鲜脂肪 3.4 mL；左侧：注射冷冻保存 3 个月的脂肪 3.4 mL（在虚线内注射）。
b：手术 1 个月后。容量变化，右侧为 85.8%；左侧为 66.4%。下排为 TRiDY 数据显示。
c：手术 3 个月后。容量变化，右侧为 58.2%；左侧为 50.4%。下排为 TRiDY 数据显示。
d：手术 1 年后。容量变化，右侧为 55.6%；左侧为 41.9%。下排为 TRiDY 数据显示。

右侧是注射新鲜脂肪，左侧是注射在 -80℃低温水箱中冷冻保存 3 个月的脂肪，通过三维曲面形状测量装置 TRiDY（JFE 技术研究公司制造）测量容量变化。容量增加的部位用红色表示。数据显示，在新鲜脂肪和冷冻保存脂肪注射后，脂肪的成活率虽然有差异，但是冷冻保存的脂肪也有成活的可能性。

图 8-11　在下睑下部注射冷冻保存脂肪的病例

表8-1　不同部位的脂肪成活率

部位	效果	部位	效果
颧颊部	◎~○	颞部	△~ ×
法令纹	△~ ×	额部	○~△
下睑下部	◎~○	眉间	○
上睑	○	鼻根	×
口唇	△~ ×	鼻尖	○
口角	○	颈部皱纹	○~△
下颌部	○		

◎：效果显著，○：有效，△：轻微有效，×：没有效果

并发症

肿胀

虽然程度不同，但一定会发生。不自然的肿胀一般在 1 周内消失。同时，由于脂肪注射的目的就是使局部体积增大，因此如果发生局部炎症，往往会被忽略。如果确实发生炎症，就会伴随发红、发热的情况，较容易区分。

硬结

在注射后 1 ~ 2 个月，在脂肪注射部位总会触到硬结。手术 3 个月后，注射到皮下脂肪层的新鲜脂肪硬结逐渐消失。但是像眼轮匝肌这样柔软的肌肉组织，即使在很长时间后，注射新鲜脂肪后也常常可以触到硬结。这是注射脂肪在肌肉层内存活所致，除非外观上有明显的隆起，否则可以不予处理。有必要事先向患者说明这一情况。

皮下瘀斑

如果皮下出血较多，就可能出现皮下瘀斑。另外，在进行脂肪注射时，剥离皮下时难免会产生皮下瘀斑。

在向鼻唇沟注射脂肪时，通常在鼻翼基部附近用 18G 针剥离后进行脂肪注射。在这种情况下，几乎所有病例都会出现皮下瘀斑。

血肿

针刺到皮下较粗的血管后，未彻底压迫止血就会形成血肿。如果注射针推进过快，很有可能损伤较粗的血管，所以注射时要缓慢地进针。

外观凹凸不平

脂肪注射的层次过浅，或在一个位置注射过多的脂肪时，可能会出现凹凸不平的情况。如果采用水平重叠注射法，在手术 1 个月后仍无明显变化的部位，需要将该部位脂肪吸除才能进行矫正。采用垂直向上注射法注射过浅而隆起明显时，在手术中应立即进行压迫，随着注射的脂肪向深层移动，隆起会变得不明显。

囊肿形成

如果在一个位置注射过多（0.2 mL 以上）的脂肪，外层脂肪会存活下来，而内层脂肪会坏死变成油状，形成所谓的囊肿。如果不采取摘除或穿刺抽吸等措施，就会遗留永久性硬结或肿块（图 8–12）。

不适感

面部注射脂肪后，在 2 个月内会有不适的感觉。如果针头损伤了感觉神经，会在几个月内有疼痛感，大多数情况下都会自然消失，仅需要观察一段时间。

脂肪未成活

自觉“注射的脂肪全部消失”的病例，只是感觉上是这样，实际上肯定有少量脂肪已经成活。出现这种情况常与术后处置不当有关，例如未能正确地静养、冷敷等。

脂肪过度生长

其原因有两种情况。第一种是注射的脂肪过多，而且成活率很高，但这种情况非常罕见。第二种情况是术后体重增加超出预期。注射脂肪容积增加的趋势与供区相同。在体重明显增长时，供区体积增加，因此脂肪注射部位也出现过度生长的现象。

手术 6 个月之后，偶尔会有患者因为注射部位增大明显而来院就诊。问诊后常发现，患者的体重确实有所增加。对于这种情况，患者和术者都会感到不满意，这一点在术前应向患者充分告知。

感染

如果手术中的无菌操作有问题，就会发生感染。如果感染较轻，适当使用消炎镇痛药和抗生素药物，可以有效控制感染。早期预防、早期发现和早期治疗是最为重要的。

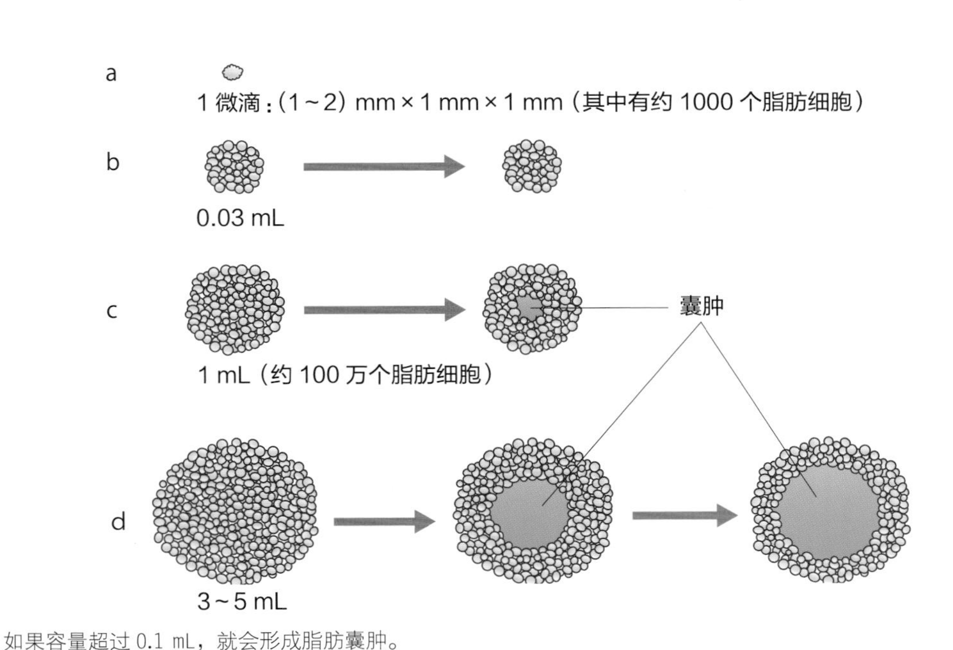

如果容量超过 0.1 mL，就会形成脂肪囊肿。

图 8-12　脂肪注射的容量和形成囊肿的可能性

8 病例介绍

【病例1】34岁女性，颞部、下睑下部、上唇的脂肪注射

因为希望看起来更年轻而来诊（图 8-13a）。治疗方案为："颞部、下睑下部、上唇脂肪注射"。从大腿前侧和内侧抽吸皮下脂肪脂肪体外处理后，用 1 mL 注射器连接 18G 针头行脂肪注射。注射部位及剂量为：颞部 3.0 mL，下睑下部 2.6 mL，上唇 1.0 mL。颞部和下睑下部采用垂直向上注射法进行注射（图 8-9）。

由于预测到脂肪会吸收减少而略微过量注射，因此脂肪注射后即刻观察略显注射过度（图 8-13b）。注射 2 周后不自然的肿胀感消失。注射 3 周后生长状况良好（图 8-13c），此时患者表示不希望体积再减少了。手术 1 年后，下睑下部仍呈现出良好的隆起外观（图 8-13d）。由于上唇是经常活动的部位，所以脂肪成活率较低。

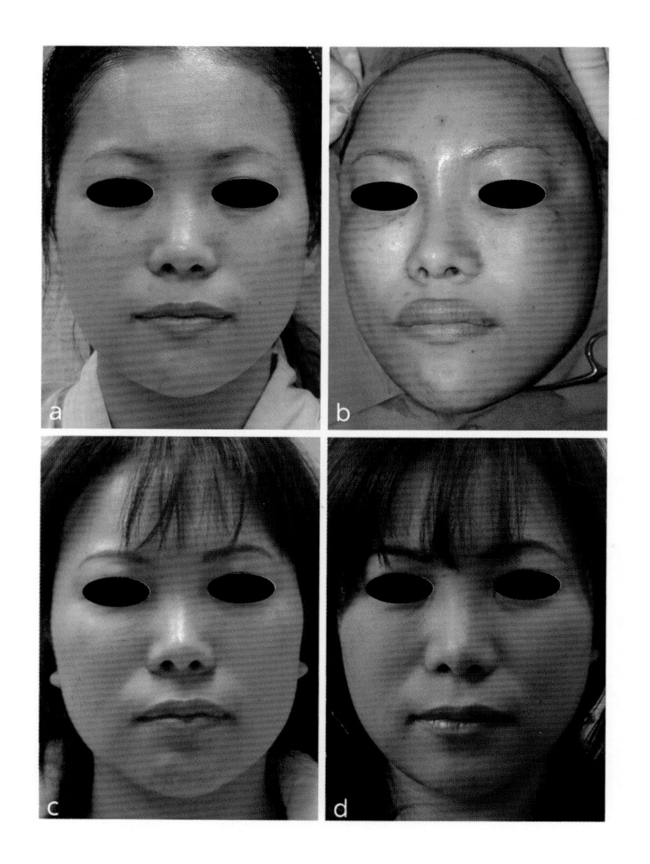

a：术前的外观。
b：脂肪注射结束时的外观。在颞部、下睑下部、上唇注射。
c：手术 3 周后的外观。患者状态非常好，表示不希望脂肪再减少了。
d：手术 1 年后的状态。颞部、上唇效果不明显，但下睑下部脂肪成活良好。

图 8-13 【病例 1】34 岁女性，颞部、下睑下部、上唇的脂肪注射

【病例2】45岁女性，下睑下部的脂肪注射

因为希望改善下睑下部的睑颊沟和向斜下方延伸的泪沟凹陷而来诊。治疗方案为通过注射脂肪来改善上述部位的外观。术前标记预定注射部位（图 8-14a）。以垂直向上注射法注射，左、右各注射 3.2 mL 脂肪（图 8-14b）。

手术 2 周后不自然的状态逐渐消失（图 8-14c）。手术 2 个月外观良好（图 8-14d）。手术 4 个月后，局部出现浅沟，但整体状态良好（图 8-14e）。

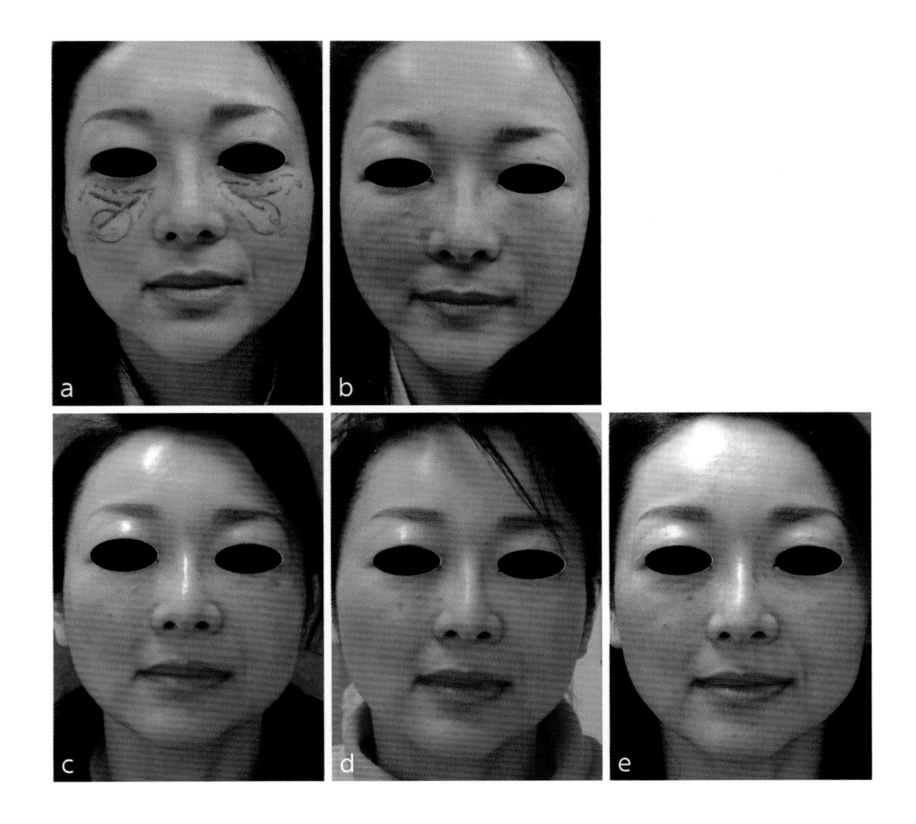

a：术前的标记。
b：脂肪注射结束时的外观。局部显得格外肿胀。
c：手术 2 周后的外观。肿胀已有所消退。
d：手术 2 个月后的外观。看起来是最好的状态。
e：手术 4 个月后的外观。局部出现浅沟，但整体状态良好。

图 8-14 【病例 2】45 岁女性，下睑下部的脂肪注射

【病例3】47岁女性，下睑下部、上唇、鼻唇沟、下颌部的脂肪注射

上大学后1年未见的儿子再次见到妈妈后说："妈妈变老了。"尽管在美容院和美容沙龙曾被夸奖"年轻"而感到满足，但是儿子的话让她受到了很大的打击，希望能重新恢复年轻而来诊。为了减少康复时间，决定不做面部提升手术，而是选择通过注射脂肪来改善面部外观。

从大腿部采集脂肪，用带重量过滤器的注射器进行离心分离后进行注射。将注射后剩下的脂肪冷冻保存，之后用解冻后的脂肪重复同样的操作进行了4次脂肪注射。虽然成活的难易程度因人而异，但是术后能否保持良好的静养和冷敷也会影响脂肪的成活率（图8-15）。

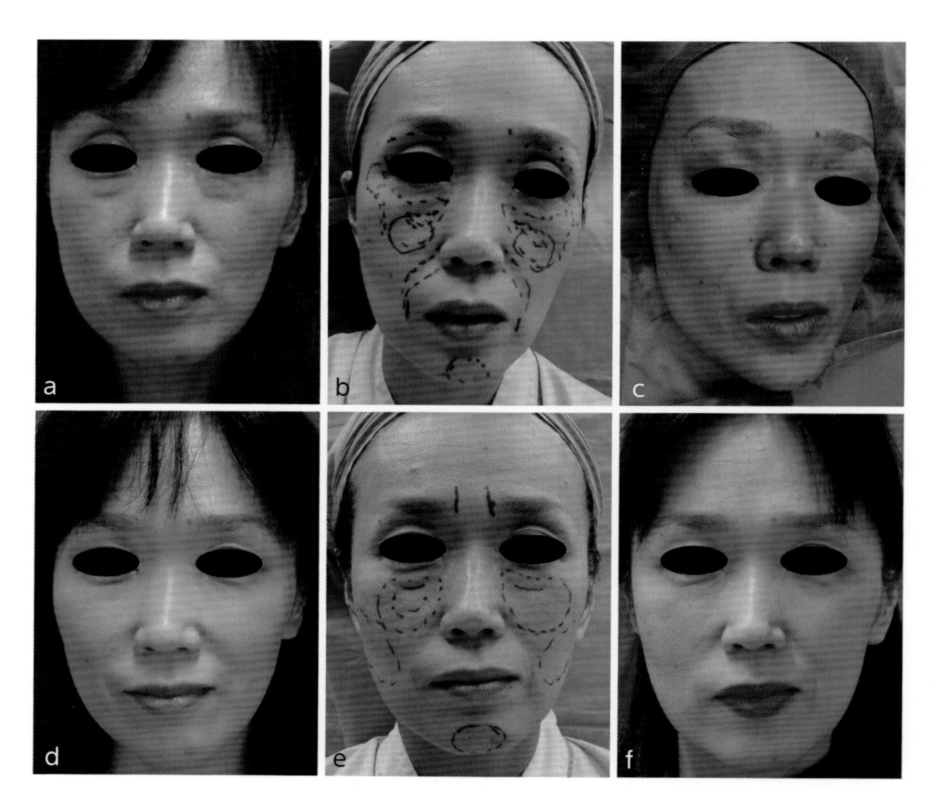

a：术前的外观。上下睑周围凹陷明显。

b：术前的标记。

c：脂肪注射后即刻的状态（双侧颞部各3.5 mL，双侧上睑各0.5 mL，双侧法令纹各1.0 mL，下颌骨1.0 mL）。

d：手术2周后的状态。不自然的肿胀消退，状态非常好。

e：为了尽量保持最佳状态，在手术4个月后用冷冻保存的脂肪进行了再次注射（双侧颞部各2.2 mL，双侧颞部各2.2 mL，双侧上睑各0.5 mL，双侧颧颊部各2.0 mL，下颌部2.0 mL）。

f：再次注射后1年内进行了第3次注射（双侧下睑下部各1.0 mL，颧颊部右侧3.0 mL、左侧5.0 mL，双侧法令纹各1.0 mL，下颌部1.0 mL）。

图8-15 【病例3】47岁女性，下睑下部、上唇、鼻唇沟、下颌部的脂肪注射

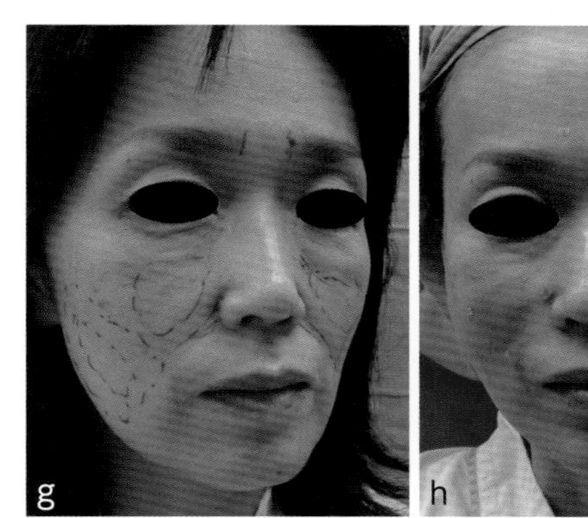

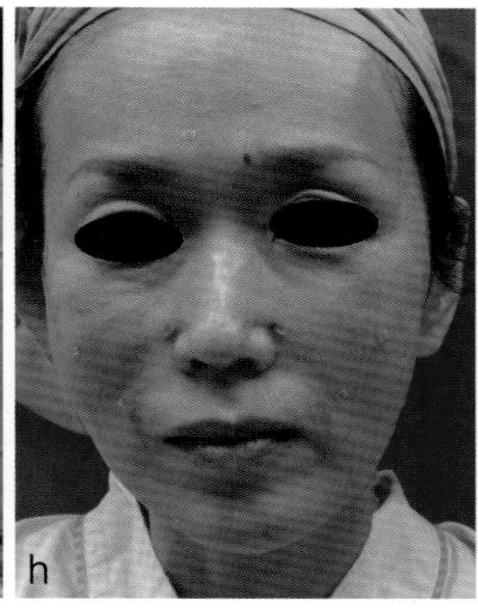

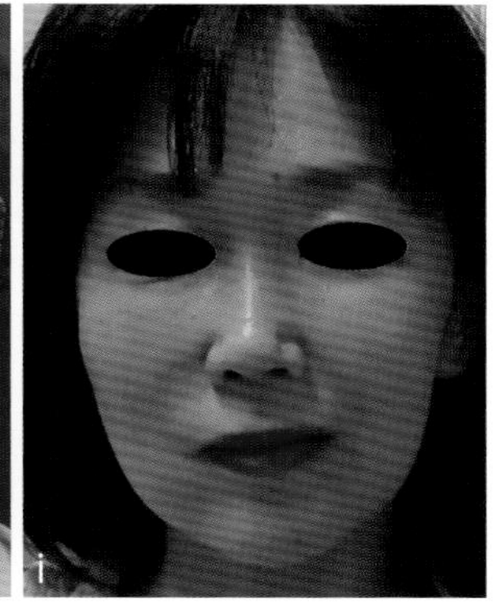

g：在第 3 次脂肪注射术后第 2 年内进行第 4 次注射时的术前标记。

h：第 4 次脂肪注射（双侧下睑下部各 3.0 mL，双侧颧颊部各 2.0 mL，双侧法令纹各 1.0 mL，下颌部 1.3 mL，双侧颞部各 1.3 mL）。一旦了解了脂肪注射术的简便性，只要注射的部位稍微变平，就可以再次进行脂肪注射，并且可以反复进行脂肪注射。

i：第 4 次脂肪注射术后 1 年的状态。注射 3～4 次脂肪后，4～5 年都不会再受到面部外观的困扰。

图 8-15 （续）

参考文献

[1] 市田正成：われわれの行っている脂肪注入法；第 1 報．日美外報 18：150–158, 1996.

[2] 南條昭雄，市田正成：われわれの行っている脂肪注入法；第 3 報．下眼瞼下部～頬上部に対する脂肪注入術による若返り効果について．日美外報 23：9–19, 2001.

[3] 市田正成：スキル美容外科手術アトラスⅡ；脂肪吸引･注入術．文光堂，東京，2005.

[4] 尾郷賢：脂肪吸引･注入術の合併症；文献的考察．日美外報 19：94–98, 1997.

[5] 吉村浩太郎：フィラーとしての脂肪移植と合併症．PEPARS 81：22–26, 2013.

第9章

面部脂肪注射移植——个人应用方法介绍 从重建病例到美容病例

青井 则之 | 宫益坂诊所

要点

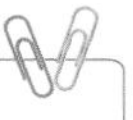

- 脂肪注射时要注意少量、多点进行，并不断改变位置和层次，操作过程要保持轻柔。
- 要做好注射前移植脂肪和移植床的预处理，并迅速高效地将采集到的脂肪移植回体内。以上要点结合在一起，才能获得良好的效果。

引言

常用的恢复面部软组织体积的主要方法包括真皮脂肪移植术和带血管蒂脂肪瓣移植术等。脂肪注射移植术最大的优点是在采集部位和移植区几乎不留手术瘢痕，是近年来在世界范围内迅速普及的技术。

本章将从重建和美容的角度来阐述面部脂肪注射移植术。

1 适应证和禁忌证

适应证

● 重建病例

- 后天性面部软组织异常性疾病（重度红斑狼疮、局限性硬皮病、隆伯格氏病、HIV 相关性面部萎缩症等）。
- 先天性面部畸形（第一二鳃弓综合征等）。
- 因外伤或手术（开颅手术、骨延长手术、肿瘤切除手术）引起的颅面部软组织凹陷变形者。
- 感染所引起的面部软组织凹陷变形者。

● 美容病例

- 因年龄增长面部有皱纹或凹陷者。
- 希望通过填充脸颊、额部和眉间等组织而改善面部外形者。

禁忌证

- 重度糖尿病者、糖尿病控制不良者、免疫缺陷者。
- 原发性疾病正在进展期者。
- 有感染或疑似感染者。

2 术前计划

注射部位的选择

● 重建病例

重建时常见的是单侧凹陷变形，可以参考健侧来确定注射部位。对于双侧凹陷变形者，可以参考面部健康者的标准进行治疗。如果凹陷严重，皮肤与骨组织粘连，可以从周围移植脂肪瓣，之后再施行脂肪注射移植术。

● 美容病例

首先，要了解患者来诊的目的。要问清他们所希望解决的部位和状况，是希望年轻化还是希望改善外形等。如果有多个目的，就要把关注的问题进行排序。

按照最主要的诉求来制定治疗计划，治疗后患者的满意度会更高。有些患者希望解决的问题较为模糊，例如："想年轻，但不知道应该治疗哪个部位。"在这种情况下，可以建议选择合适的注射部位。常见的主要注射部位，临床上可作为参考见图 9–1。

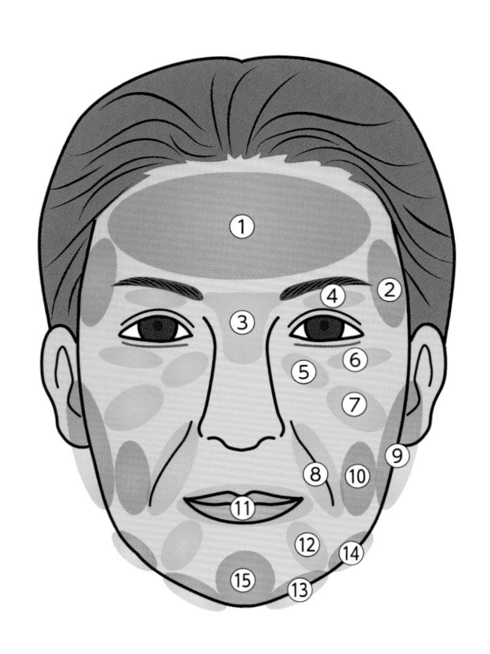

面部内侧是注射抗衰效果最好的部位，具体部位用红色圆圈表示，分别是眉间（glabella）、上睑（upper lid）、泪沟（tear trough）、鼻唇沟（nasolabial fold）和口角纹（marionette line）等。另外，面部外侧与轮廓有关（女性年轻美丽的脸型呈卵圆形），具体部位用蓝色圆圈表示，分别是颞部（temples）、颧下部（submalar）、颊部（buccal）、下颌外侧（lateral mandible）、下颌前沟（pre jowl sulcus）和颏部（chin）等。

①额部；②颧部；③眉间；④上睑；⑤泪沟；⑥睑颧沟；⑦中颊沟；⑧鼻唇沟；⑨颧下部；⑩颊部；⑪口唇；⑫口角纹；⑬下颌前沟；⑭下颌外侧；⑮颏部

图 9–1 面部主要的脂肪注射部位

注射量的估算

● 重建病例

重建时，脂肪的注射量从 1 ~ 2 mL 到超过 100 mL 不等。在熟练操作前，应准备好比预估用量略多的脂肪组织，术中根据面部实际形态调整注射量。

在皮肤张力较小时，可以进行 10% ~ 20% 的超量注射。但是如果注射后皮肤表面的毛孔张开，皮肤颜色变成微紫红色时，提示内部压力过高，皮肤张力过大。此时即使没有达到所需注射量，也要立即停止注射。

● 美容病例

实际所需的注射量因人而异，因此不能一概而论，作者提供了各部位注射量的标准参考值（表 9–1）。

表9–1 各部位的标准脂肪注射量

注射部位	标准注射量 /mL
额部	15 ~ 20
颞部	4 ~ 6
下睑部	2 ~ 4
法令纹	2 ~ 4
中颊沟	3 ~ 6
下颌至颏部	5 ~ 8
上唇	0.5 ~ 2
口角纹	1 ~ 4

颊部的脂肪成活率最高，额部和颞部等皮下组织较薄的部位脂肪成活率较低。根据作者的体会，脂肪的实际成活率为 40% ~80%，术者有时难以预测。因此，在注射时要观察体积的变化，与重建病例一样超量注射 10% ~20%。

③ 手术技术

关于麻醉方式，脂肪注射量在 20 mL 以下时，可采用局部麻醉或静脉麻醉；注射量在 20~50 mL 时，可采用静脉麻醉或全身麻醉；注射量在 50 mL 以上时，则采用全身麻醉。体位基本上采取仰卧位，在上睑脂肪注射时，要根据坐位时眼睑睁闭时的状态来进行注射移植。

吸脂

面部脂肪注射时由于注射量比乳房少，所以抽吸部位多选择下腹部或一侧的大腿内侧。抽吸方法参照 Klein 报道的湿性抽吸法（wetmethod），通过将肿胀液注射至采集部位，软化脂肪，收缩血管，使抽吸时对神经和血管的损伤降至最低。

通常在皮下脂肪层注射的肿胀液的总量是抽吸脂肪量的 3~10 倍，具体用量可根据采集部位的状态进行调整。肿胀液，是将添加 1% 肾上腺素的利多卡因用生理盐水稀释 1~5 倍后使用。由于添加 1% 肾上腺素的利多卡因 pH 为 4.2，因此，注射时会引起疼痛。在仅进行局部麻醉或与静脉麻醉联合进行手术时，为了缓解注射时的疼痛，通常添加 7% 的静脉注射用碳酸氢钠（Meylon®），其剂量相当于 1% 利多卡因的 1/10 左右。在国外的研究报告中，使用的是 8.4% 碳酸氢钠，总量也为 1/10 左右。在全身麻醉下进行手术时，使用添加 100 万分之一肾上腺素（Bosmin®）的生理盐水作为肿胀液使用，抽吸后向采集部位注射 50~60 mL 的 0.5% 利多卡因，以缓解术后疼痛。

吸脂器械，使用直径为 3 mm 的可手动施加负压的套管。如 Tulip cell friendly™ 吸脂套管（Tulip Medical Products 公司制造）和 Coleman™ 抽吸套管（Mentor 公司制造），与一次性注射器联合使用更为方便（图 9-2）。

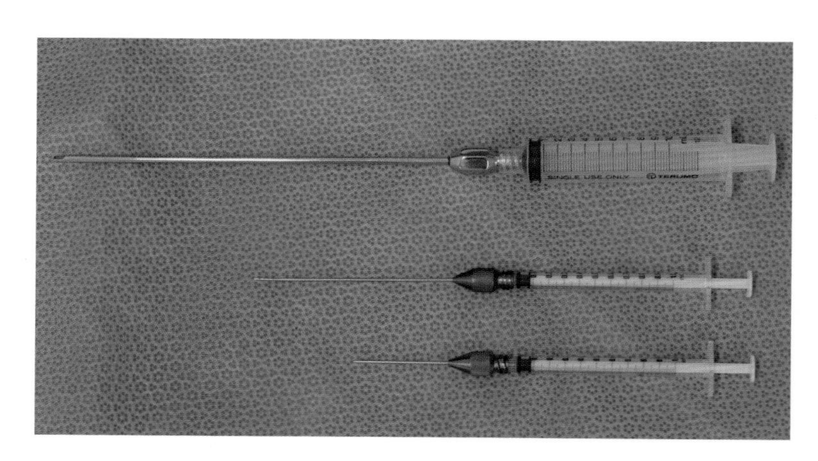

上：Coleman™ 抽吸套管。
中、下：直径 1.2 mm，带有一个侧孔的钛合金套管。

图 9-2 用于吸脂和注射的器械

吸出脂肪的处理

抽取得到的脂肪组织中含有肿胀液、血液，以及从破碎的脂肪细胞中排出的油脂等物质，为了提高成活率，需要尽量去除其中不需要的物质，提高脂肪组织纯度后再进行注射。如果注射量少于 50 mL，可以使用过滤器进行处理；如果超过 50 mL，则使用离心机进行离心处理。使用离心分离时，700 ~ 800 *g* 离心力作用 3 ~ 5 min 后液体会分成 3 层，最下层是液体层（含有肿胀液和血液），中间层是脂肪，上层是油脂，只应用中间层就能得到纯度较高的脂肪。

在向乳房等部位注射大量脂肪时，必须使用离心机进行分离。但是在进行面部脂肪注射时，使用过滤器较为方便。

●过滤器的应用方法

吸出的脂肪首先用过滤器除去水分（图 9–3a），然后把过滤器放在纱布上，慢慢搅拌脂肪，这样脂肪中含有的水分和油脂就会一点点被纱布吸走。这样处理后将得到具有一定弹性的脂肪（图 9–3b）。以上过程中未进行清洗操作。部分采集的脂肪呈块状（图 9–3a），在注射前可以用 Cooper 钳将其压碎或剪碎（图 9–3c）。剪碎脂肪的作用包括：①剪碎的脂肪可以顺利通过注射针头，当施加一定压力时可以注射一定量的脂肪，易于控制注射量；②如果将脂肪以块状

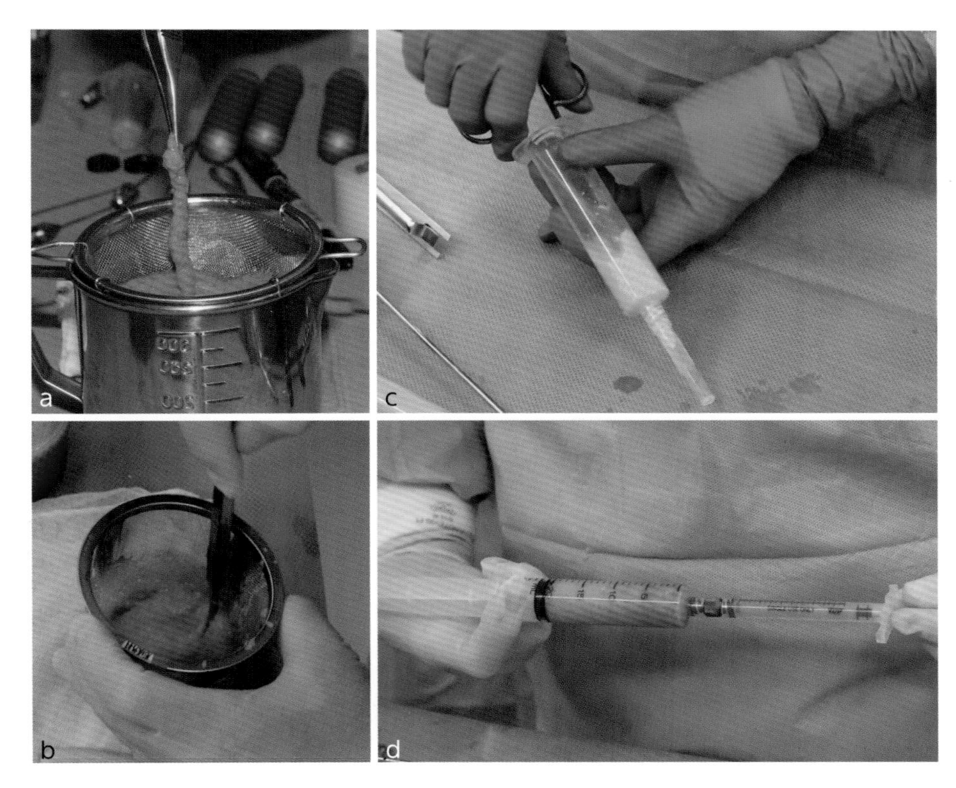

a：抽吸后的脂肪用过滤器去除水分。由于脂肪有时呈块状，所以较大的脂肪块要先进行剪碎处理。
b：将过滤器放在纱布上，搅拌脂肪的同时，用纱布吸去水分。
c：将脂肪转移到 20 ~ 50 mL 的一次性注射器中，并进一步将脂肪剪碎。
d：使用连接管将脂肪转移到 1 mL 的一次性注射器中。

图 9–3　抽吸后脂肪的处理

形式注射到皮肤较薄的部位，可能会产生结节或凹凸不平的情况；③如果存在脂肪块，可能会堵塞注射针头，从而影响手术操作。

注入机体内的脂肪在初始状态下相当于植皮时的血清浸泡期，需要从血清中获得氧气和营养。由于与脂肪表层的距离不同，会形成氧气和营养的浓度梯度，据此可以分为成活区、再生区（脂肪细胞坏死，但脂肪源性干细胞存活，可以再次形成成熟脂肪细胞的区域）和坏死区。剪碎后移植的脂肪总表面积增大，表面到深部的距离缩短，因此可能有利于成活。

另一方面，在脂肪剪碎过程中可能会破坏脂肪组织。如果将抽吸出的脂肪放入用三通活栓连接的两个注射器中，使其往返 30 次并机械破碎，然后与直接抽吸后的脂肪组织相比，肉眼上看起来油脂成分增加得比较多。但是通过显微镜观察，其脂肪组织结构没有差异，脂肪细胞和基质血管成分（SVF）的数量和生存能力也没有变化。因此，可以推测，即使是经过机械剪碎的脂肪组织，在一定范围内也不会影响其生长。

采集的脂肪组织经过上述步骤处理后，最好尽快注射移植。使用连接管将纯化的脂肪组织转移到 1 mL 一次性注射器中，之后，就可以进行注射移植（图 9–3d）。

移植床的准备

如果注射部位发生皮下出血，血液会混入注射的脂肪中，从而降低成活率，因此尽量避免出血是非常重要的。在注射部位可以预先向真皮下血管网层注射含肾上腺素的 1% 利多卡因。如果采用局部麻醉，注射脂肪的纯度可能会有所下降，但只要使用极少量（在下睑区域 0.2 ~ 0.3 mL）的局部麻醉液就能最大限度地减少皮下出血带来的不良影响。另外，还可以缓解术后疼痛，避免因疼痛引起的血压上升而诱发出血。

注射

为防止出血和脂肪栓塞，采用直径为 1.2 mm、有侧孔的钛合金钝头注射管（M.A. Corporation 公司制造）和 1 mL 一次性锁定式注射器组合使用（图 9–2）。用 18G 针头在距离注射部位稍远的两个位置进行穿刺，由穿刺口导入注射管，将注射管在皮下推进后进行注射。如果注射的范围较大，则需要在其周围设置几个穿刺点。注射时，从各个穿刺点开始呈扇形移动，少量、多点进行注射，注意避免损伤血管。

注射的深度分为深层（deep plane）和浅层（superficial plane）。深层注射于骨膜上层，浅层注射于真皮下至皮下层中间。首先进行深层注射，然后移至浅层注射。由于浅层注射后轮廓更清晰，所以在后半部分的浅层注射时注射少量即可完成塑形。对各层注射量的分配因人而异，一般以深、浅层各占一半为标准。

④ 术后处置

手术结束后，立即冰敷注射部位 20 ~ 30 min，以抑制术后出血。在手术结束时，会在注射部位粘贴 MicroPore 肤色外科胶带（3M 公司制造），并要求患者在术后至少粘贴 24 h，最好能持续粘贴 2 ~ 3 天。术后肿胀高峰通常发生在次日，但由于粘贴了胶布，可以减轻皮肤肿胀，并保持注射部位的制动。

术后 3 个月内禁止用力按摩面部。穿刺口要用 7–0 黑色尼龙线缝合或贴 3 ~ 4 天的外科胶带。为了预防感染，术后应用抗生素 1 周。

5 随访

术后 1 个月、3 个月、6 个月、12 个月随访。在通常情况下，体积在手术后第 1 个月内减少最多，之后保持缓慢减少，3 个月以后趋于稳定。术后 6 ~ 12 个月进行 CT 检查，评估有无含油囊肿形成，并测量脂肪层厚度。

有的患者在肿胀时期会非常焦虑，因此在术后 1 个月内要积极地进行随访。

6 并发症

面部脂肪注射移植后可能发生感染、脂肪坏死引起的含油囊肿、硬结（瘢痕化）、钙化、皮肤凹凸不平等并发症，严重者会出现因血管栓塞引起的皮肤坏死和失明等。由于移植脂肪的成活率难以预测，因此还存在矫正不足或过度矫正的风险。在美容病例中，由于注射量较少，所以不容易出现严重并发症，而在重建病例中，常需要进行大量的脂肪注射，而且移植床的条件可能很差，为了松解皮下粘连常需要进行纤维化组织切除等操作，容易产生并发症。

例如，一例半侧颜面萎缩患者行脂肪注射移植治疗后，经历了 1 个月左右的张口受限，术后 1 ~ 3 个月注射部位会出现暂时性感觉减退、肉芽肿、微小钙化，术后因面神经颞支受累出现暂时性面神经麻痹症状，3 ~ 6 个月后恢复。

7 病例介绍

【病例1】40岁男性，Letterer-Siwe病（朗格汉斯细胞增生症）

11 岁时切除面部肿瘤后，左睑周围至颞部出现凹陷。22 岁时左侧头部接受了骨水泥填充治疗（图 9-4a ~ c）。脂肪注射量为：首先在左额部至颞部注射 12 mL，上睑 2.3 mL，下睑 5 mL，左睑外侧 11 mL，左颊部 7 mL，最后左额部至颞部再整体注射 5 mL。一次手术共计注射脂肪 42.3 mL。

术后 2 年的外观见图 9-4d、e。术后出现左面神经颞支功能不全性麻痹，3 个月后恢复。从此例可以看出，即使有骨水泥等移植物存在，只要是在包膜浅面，也可以进行脂肪注射。

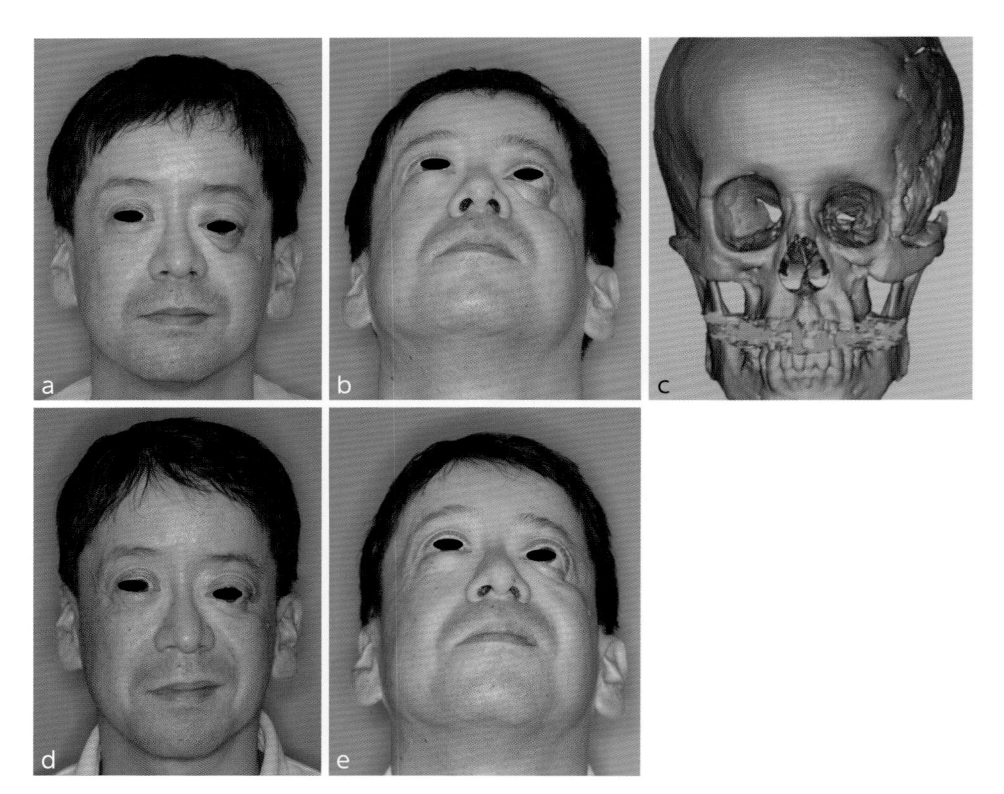

a、b：术前的外观。从左额部到颞部、左上下睑、左眼外侧、左颊部均有凹陷变形和体积减小。在这些部位注射了共计 42.3 mL 的脂肪。
c：术前 CT 检查结果。左眼窝比右眼窝小，颞骨、颧骨、上颌骨前壁变形，骨水泥已填充在颞部。
d、e：术后 2 年的外观。

图 9-4 【病例 1】40 岁男性，患有 Letterer-Siwe 病（朗格汉斯细胞增生症）

【病例2】60岁男性，面部凹陷

患者主诉在车祸中面部多处骨折，以左颊部为中心凹陷，皮肤紧贴着骨面，伴有疼痛。术前外观和术前 CT 图像见图 9–5 a ~ c。在 6 个月内，分别在左上下睑、左颊部、左上唇、左颞部进行了 4 次脂肪注射（脂肪注射量分别为 15 mL、10.5 mL、17 mL、13 mL，合计 55.5 mL）。

术后 3 年零 8 个月的外观和 CT 图像见图 9–5d ~ f。不仅左面部外形得到改善，皮肤也变得柔软，皮肤紧贴在骨面的不适感和疼痛也得到很大程度的改善。对术前和术后 CT 结果比较后发现，术前皮肤与骨面粘连的部位在脂肪注射移植后，瘢痕组织减少，脂肪层得到恢复。

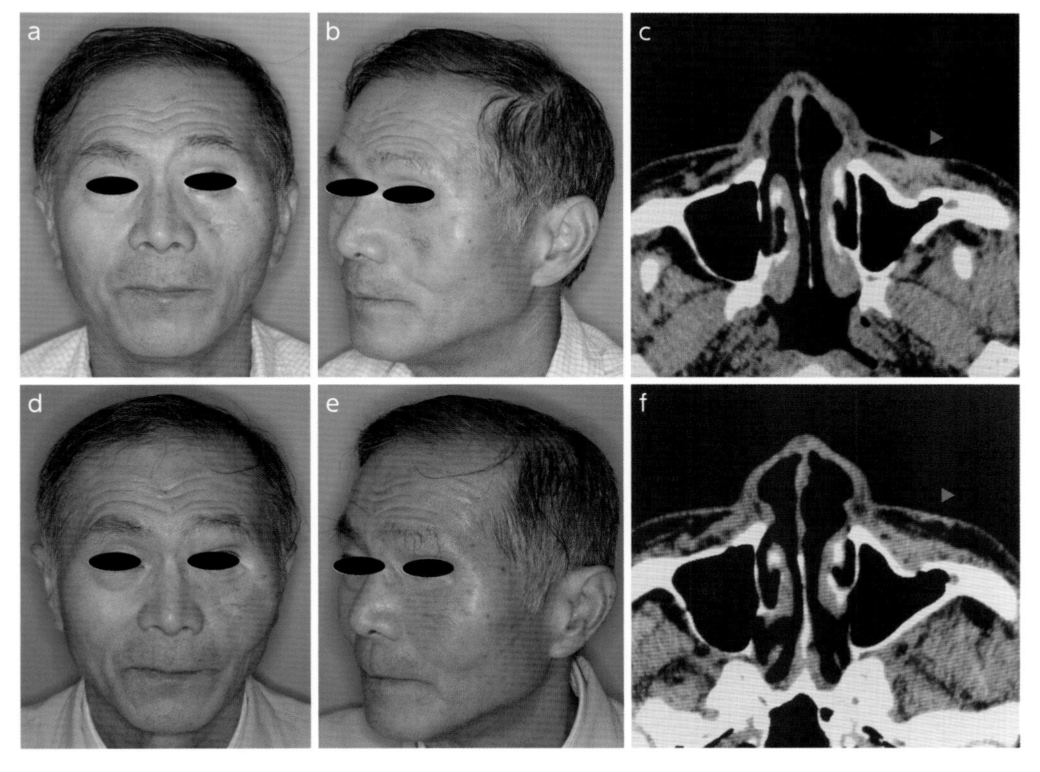

a、b：术前的外观。主诉是左上下睑、左颞部、左颊部凹陷，从左上唇到左颊部有紧绷感和疼痛感。
c：术前 CT 轴向断面图像。左颊部存在大面积皮下瘢痕组织。
d、e：术后 3 年零 8 个月的外观。术前凹陷得到改善。
f：术后 3 年零 8 个月的 CT 图像。左颊部瘢痕组织减少，皮下出现新的脂肪层。

图 9–5 【病例 2】60 岁男性，面部多发骨折后左侧面部凹陷

【病例3】40岁女性，右下颌肿瘤切除后，右颊部凹陷

因患有右下颌造釉细胞瘤而切除了包括右下颌骨在内的骨性组织，切除后接受了钛板、肋骨和皮瓣修复，但由于术后感染和皮瓣坏死，进行了多次手术。最终取出了钛板和肋骨，采用腹直肌皮瓣和植皮完成了修复（图 9–6a、d）。之后，由于右颊部凹陷和皮瓣臃肿而来诊。由于右颊部最凹陷的部位皮肤紧贴在下颌关节窝处，所以首先将皮瓣的脂肪翻转到凹陷处，制作成可注射区域（图 9–6b、e）。之后，在右颊部进行了 4 次脂肪注射（20 mL、17 mL、22 mL、11.5 mL，共计70.5 mL），在左下颌进行了 1 次脂肪注射（4 mL），同时还进行了少量皮瓣梳平。

术后 3 年零 3 个月的外观见图 9–6c、f。

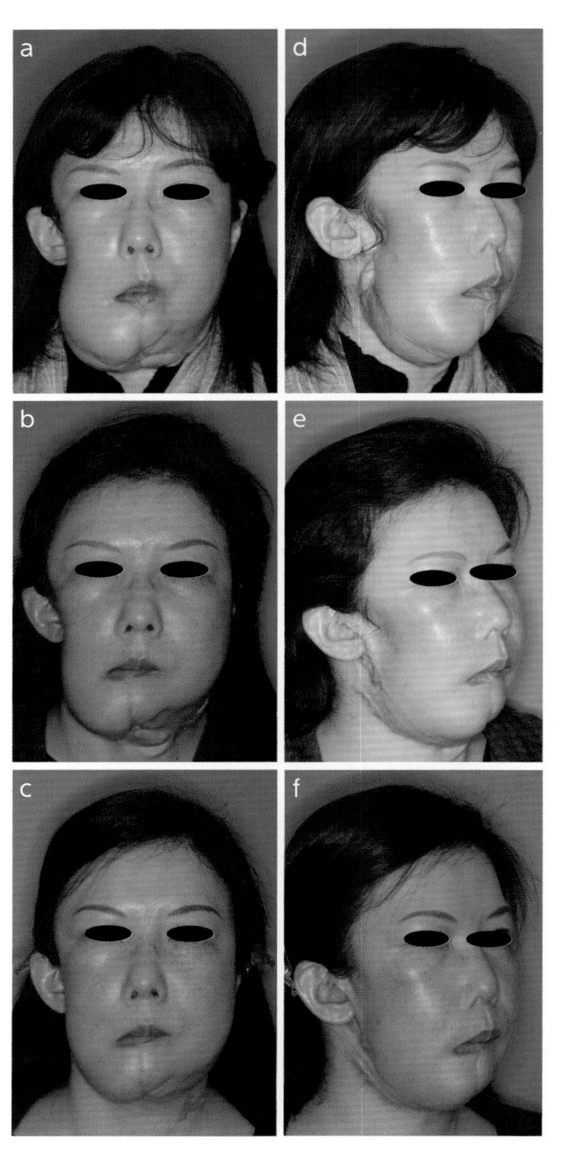

a、d：术前的外观。右下颌部皮瓣体积较大，右耳前部凹陷，皮肤紧贴在颞下颌关节窝。首先，从皮瓣处形成带蒂脂肪瓣并向上翻转，填补右耳前部的凹陷。同时，还切除了部分皮肤。
b、e：术后 1 年零 2 个月的外观，已形成适于脂肪注射的移植床。之后间隔 6 个月以上共进行了 4 次脂肪移植，右颊部脂肪移植总量为 70.5 mL，左下颌移植脂肪 4 mL。同时，还进行了皮瓣适当梳平。
c、f：术后 3 年零 3 个月的外观。右耳前部凹陷及皮瓣体积已经改善，面部呈现出更为自然的状态。

图 9–6 【病例 3】40 岁女性，右下颌肿瘤（造釉细胞瘤）切除及重建术后

【病例4】30岁女性，希望变得年轻

因希望改善下睑部的凹陷和法令纹而来诊。术前外观见图 9–7a、b。经过术前沟通，决定对面部轮廓进行调整。在颞部右侧注射脂肪 3.5 mL、左侧注射脂肪 3.7 mL，下睑部位（泪沟、睑颊沟、中颊沟）左、右各注射脂肪 4 mL，下颌骨至颊部右侧注射脂肪 5 mL、左侧注射脂肪 6.5 mL，鼻唇沟右侧注射脂肪 1 mL、左侧注射脂肪 1.5 mL，合计注射脂肪 29.2 mL。

术后 2 年的外观见图 9–7c、d。不仅变得年轻，而且面部外形端正，给人以温柔的感觉。

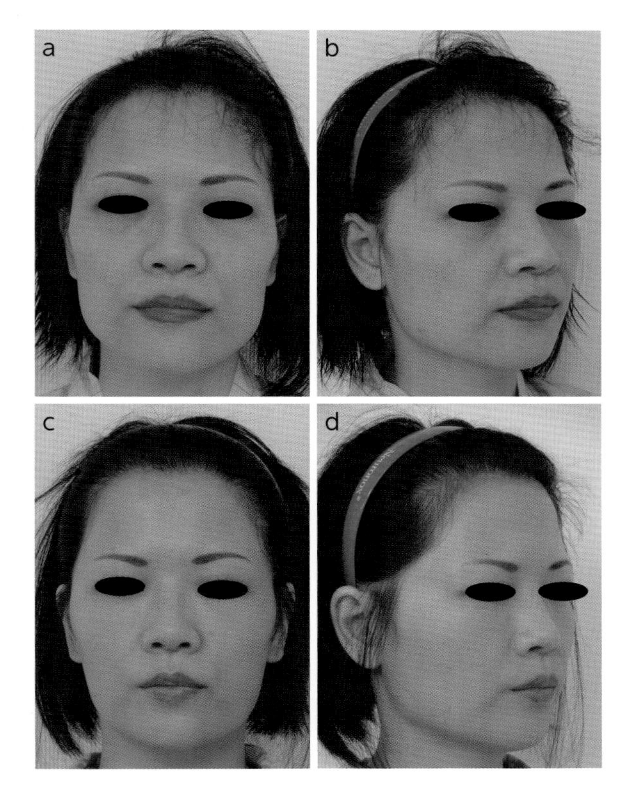

a、b：术前的外观。颞部、泪沟、睑颊沟、中颊沟、下颌部、颊部、鼻唇沟共计注射了 29.2 mL。
c、d：术后 2 年的外观。既变得年轻，同时又改善了面部外形。

图 9–7 【病例 4】30 岁女性，因黑眼圈和法令纹问题来诊

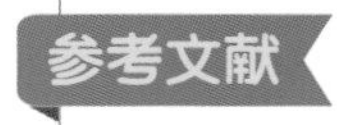

[1] Denadai R, Raposo-Amaral CA, Pinho AS, et al: Predictors of autologous free fat graft retention in the management of craniofacial contour deformities. Plast Reconstr Surg 140: 50e-61e, 2017.

[2] Klein JA: Tumescent technique for regional anesthesia permits lidocaine doses of 35mg/kg for liposuction. J dermatol Surg Oncol 16: 248-263, 1990.

[3] Strazar AR, Leynes PG, Lalonde DH: Minimizing the pain of local anesthesia injection. Plast Reconstr Surg 132: 675-684, 2013.

[4] Burns CA, Ferris G, Feng C, et al: Decreasing the pain of local anesthesia: a prospective, double-blind comparison of buffered, premixed 1% lidocaine with epinephrine versus 1% lidocaine freshly mixed with epinephrine. J Am Acad Dermatol 54: 128-131, 2006.

[5] 青井則之，吉村浩太郎，辻直子：脂肪幹細胞付加自家脂肪注入による顔面の若返り治療．形成外科 56：S155-S160, 2013.

[6] Eto H, Kato H, Suga H, et al: The fate of adipocytes after nonvascularized fat grafting: evidence of early death and replacement of adipocytes. Plast Reconstr Surg 129: 1081-1092, 2012.

[7] Osinga R, Menzi NR, Tchang LA, et al: Effects of intersyringe processing on adipose tissue and its cellular components: implications in autologous fat grafting. Plast Reconstr Surg 135: 1618-1628, 2015.

[8] Kim SK, Hwang KJ: A surgeon’s legal liability of compensation for blindness after periorbital fat grafts. Craniofac Surg 24: 970-971, 2013.

[9] Khouri RK, Rigotti G, Cardoso E, et al: Megavolume autologous fat transfer: part II. practice and technique. Plast Reconstr Surg 133: 1369-1377, 2014.

第10章

面部脂肪注射移植——个人应用方法介绍

微粒脂肪移植术和纳米脂肪移植术

渡边　赖胜　东京警察医院整形外科、美容外科

要点

- 适当地采集脂肪并通过脂肪注射技术在面部进行脂肪移植手术，是一种非常有效的微创治疗方法。对于整形外科医生来说，该技术与植皮术一样，是必须具备的基本技能。
- 脂肪注射移植术可以重复进行，不仅可以改善皮下组织下垂引起的凹陷，还可以改善注射部位的肤色和肤质。
- 对于先天性疾病如唇腭裂和第一二鳃弓综合征等，脂肪注射移植术在儿童生长过程中可以有效减轻畸形，在儿童生长结束后可以有效改善畸形。
- 针对面部外伤和面部重建术后的瘢痕和挛缩，脂肪注射移植术可以改善皮下组织厚度和皮肤质地。如果需要在皮肤瘢痕挛缩较严重的部位进行面部截骨或骨移植等手术，可以考虑先进行脂肪注射移植术以改善皮肤状态，然后再进行二期手术。

引言

自从 Coleman 提出“结构性脂肪移植”方法以来，通过基础和临床研究，脂肪采集、处理和注射技术在美容外科领域中已成为一种“理想的填充技术”，并且使用率越来越高。同时，脂肪组织中含有脂肪源性干细胞，通过注射脂肪不仅可以获得组织增大的效果，还可以通过促进注射部位的血液循环来改善肤色及肤质。

特别是在面部区域，与其他部位相比，脂肪注射移植术的临床效果更容易得到确认。本章作者针对颅颌面外科领域中的唇腭裂术后唇部畸形，第一二鳃弓综合征等先天性疾病，以隆伯格氏病为代表的半侧颜面萎缩症，外伤、肿瘤切除后伴随的皮肤软组织的组织量不足，皮肤、皮下组织萎缩和挛缩等病症，介绍了使用微粒脂肪移植术和纳米脂肪移植术的脂肪注射方法。

微粒脂肪移植术采用直径为 1 ~ 2 mm 的套管进行注射，这是通常进行脂肪注射术所使用的方法，其目的是改善皮下软组织缺乏所引起的皮肤凹陷。纳米脂肪移植术是 Tonnard 等报道的方法，通过过滤处理吸出的脂肪，并通过操作去除脂肪细胞而得到含有丰富脂肪源性干细胞的提取液。纳米脂肪移植术的目的是，使用 27G 针将该提取液注入真皮内或皮肤浅层，从而改善肤色和肤质。

① 适应证和禁忌证

适应证

● 先天性疾病

适用于以唇腭裂和第一二鳃弓综合征为代表的先天性疾病的治疗。针对骨性畸形的正颌外科治疗，一般需要在 16 岁以后面部骨骼停止生长后才可以进行。而考虑到面部脂肪移植成活率优于乳房等其他部位，因此作者所在科室为了暂时改善 16 岁以前患者存在的面部骨骼生长过程中的不对称外观，越来越多地进行了微粒脂肪移植术，并且获得了较好的效果。

- 唇腭裂术后唇部畸形：上唇、鼻周围软组织不足、瘢痕挛缩。
- 第一二鳃弓综合征：适用于在正颌外科手术前矫正在发育过程中出现的面部不对称；成人轻度面部不对称；正颌外科术后残留的面部不对称。
- 颅缝早闭等颅颌面畸形截骨术后残留的凹陷畸形。
- Treacher Collins 综合征，Pierre Robin 综合征：伴发的颊部、下颌周围的软组织不足。

● 后天性疾病

- 面部外伤后凹陷畸形、瘢痕挛缩、皮肤萎缩性变化。
- 面部肿瘤切除后或修复后残留的凹陷畸形、瘢痕挛缩。
- 隆伯格氏病等半侧颜面萎缩症，硬皮症伴发的凹陷畸形、皮肤萎缩性变化、色素沉着。
- 面神经麻痹引起的表情肌萎缩及凹陷畸形。
- 衰老引起的脂肪萎缩、局部凹陷、皮肤萎缩等。

禁忌证

感染部位和有感染风险的区域。

② 术前计划

面部脂肪注射移植术需要在既往手术或外伤后至少 3 个月后进行。

面部脂肪注射移植术的效果与注射部位有关，脂肪成活率大约 50%。考虑到治疗部位的凹陷畸形和瘢痕挛缩程度，通常需要进行 2 ~ 3 次的治疗，必须在术前向患者说明这一情况。对于同一部位的脂肪注射术，原则上最少间隔 6 个月后施行。

术前需确定脂肪注射部位、大致的注射量和脂肪的采集部位。由于面部脂肪注射术一次移植最多不会超过 100 mL，因此脂肪采集部位多选择在下腹部或两侧大腿内侧。

为了能够实现多次脂肪注射移植术，需要确定腹部和大腿内侧脂肪采集的位置和范围。为了避免瘢痕对脂肪组织的影响，尽量避免从同一部位采集脂肪。如果需要进行多次脂肪注射术，则至少间隔 1 年以后才可以从同一部位采集脂肪。

③ 手术技术

面部脂肪注射术与乳房部位脂肪注射术相比，需要更精细的操作技巧。

麻醉方法

面部脂肪注射术原则上应在全身麻醉下进行，患者取仰卧位。

虽然局部麻醉药的使用可能影响脂肪注射量的准确判断，但是如果注射范围较小，也可以采用局部麻醉。

脂肪采集

抽吸部位通常选择在腹部或大腿内侧，消毒后在该部位覆盖无菌单以确保手术区域无菌。

腹部吸脂时在脐周或髂骨上缘附近做切口，大腿吸脂时在膝关节上方内侧做切口，切口长约3 mm。通过该切口使用注射针将肿胀液注入皮下脂肪组织中（图 10-1a、b）。作者所在医院使用的肿胀液是由乳酸林格氏液（Lactec®）500 mL、7% 静脉注射用碳酸氢钠（Meylon®）7 mL、肾上腺素（Bosmin®）注射液（1 mg/mL）0.5 mL、2% 利多卡因（Xylocaine®）注射液 15 mL 混合制成。

肿胀液注入 5 min 后，在抽吸之前，使用长度为 20 cm、带有多个直径为 1 mm 侧孔的套管（Sorensentype，外径 2.7 mm，内径 2.4 mm，Tulip Medical Productus 公司制造）在预定的抽脂区域均匀往返穿刺，即所谓的羽化处理（图 10-1b）。之后，使用该套管在低压下用注射器手动进行脂肪抽吸（图 10-1c）。

吸脂完成后，将皮下残留的肿胀液和血液从皮肤切口处充分挤压出来，之后缝合切口。并用

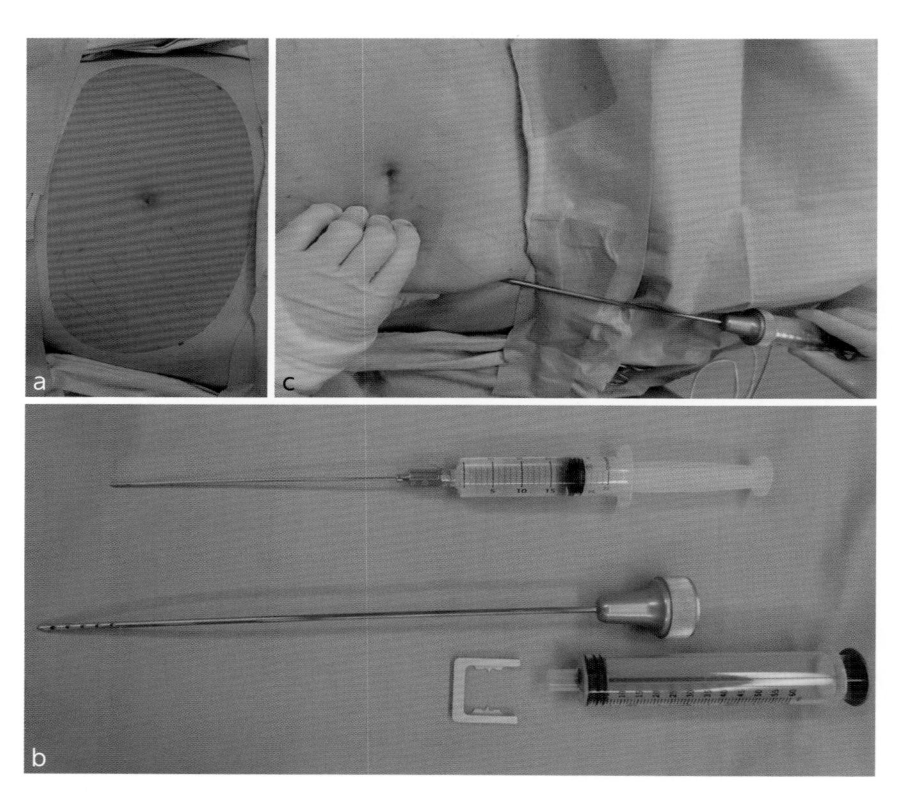

a：图示常规腹部脂肪采集部位。在髂嵴处做一个长约 3 mm 的小切口，由此置入器械进行脂肪采集。
b：上方为用于注射肿胀麻醉液的套管和 20 mL 注射器。中间为用于脂肪采集的带有多个侧孔的套管（Sorensentype，外径 2.7 mm，内径 2.4 mm，Tulip Medical Productus 公司制造）套管长度为 20 cm，侧孔直径为 1 mm，下方为 C 字形锁扣和 60 mL 抽吸用注射器。
c：腹部吸脂要紧紧抓住皮肤，从腹直肌浅面开始进行。

图 10-1　**抽吸脂肪的操作和器械**

腹带（腹部供区）或弹力绷带（大腿供区）适度加压包扎。

吸出脂肪的处理

将吸出的脂肪从注射器转移到 50 mL 的无菌离心管中，每次转移约 40 mL。以 1200 *g* 离心力，在离心机中离心 3 min（图 10–2a、b）。经过离心处理后，使用前端较细的吸引管吸引并去除最上层的油脂和最下层的液体（图 10–2c、d）。将剩余的中间层脂肪组织转移到无菌杯中。用剪刀对妨碍注射的纤维成分进行剪切处理（图 10–2e）。

脂肪注射

脂肪的成活率不仅取决于脂肪抽吸和处理技术，而且在很大程度上取决于脂肪注射技术，特别是在皮肤较薄的面部，更需要细致的注射技术。

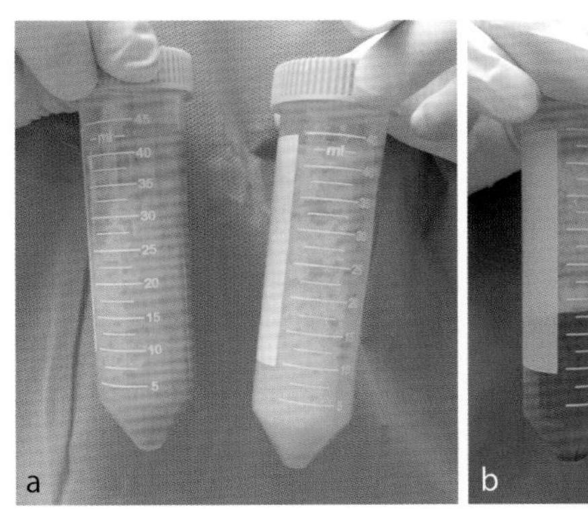

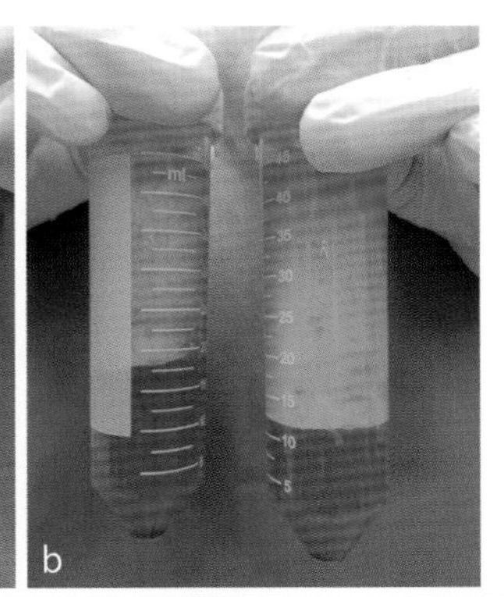

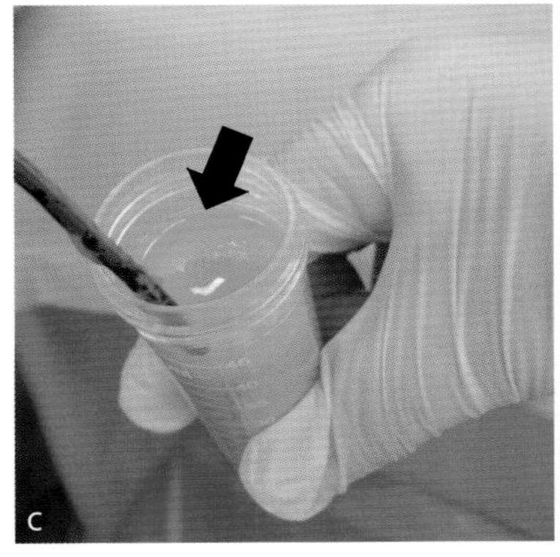

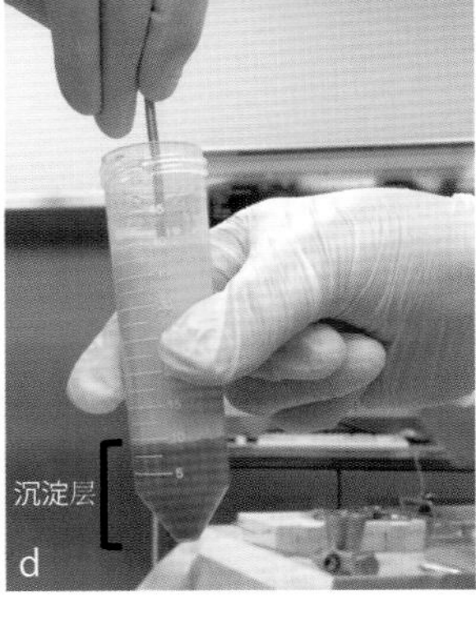

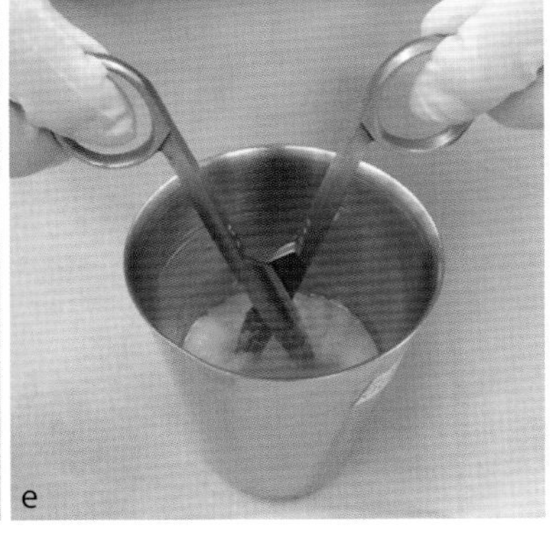

a：将吸出的脂肪组织以每次 40 mL 的量分别注入 50 mL 的无菌离心管中。
b：离心条件为离心力 1200 *g*，离心时间 3 min。经过离心处理的脂肪组织分为 3 层。上层为油脂成分，中间层为脂肪组织，下层为麻醉液及血液成分。
c：用吸引管吸除上层的油脂成分（箭头层）。
d：吸除下层的麻醉液及血液成分。因为最底部是含有少量红细胞成分的沉淀层，因此也要吸除。
e：将剩余的中间层脂肪组织转移到无菌杯中。用剪刀对妨碍注射的纤维成分进行剪切处理。

图 10–2 吸出脂肪的处理

在通过填充皮下组织改善局部凹陷的微粒脂肪移植术中，首先使用 18G 针头在皮肤上开孔，然后将离心处理后的脂肪组织抽吸到带锁定式卡扣的 1 mL 注射器中，使用 18G 钝针或科尔曼注射针（thecolemantmmicroinfiltration system，byron medical 公司制造），将其注入到皮下层中（图 10-3a、b）。对于伴有瘢痕形成的凹陷部位，例如唇腭裂术后口唇瘢痕、巨口症术后颊部瘢痕、外伤后瘢痕及术后瘢痕等，必须在注射脂肪之前，用 18G 针头穿刺瘢痕区，预先制备出皮下注射的空间，以便有效地进行脂肪注射。

在皮肤较薄的上下睑部位，注射脂肪的形态在术后会比较明显，需要特别注意。在通常情况下，在这些部位会将 0.1 mL 分成 20 ~ 30 份进行微量注射。对于皮肤较厚的部位，为了使注射的脂肪尽可能不聚集在一处，可以一边不断地移动注射器，一边进行注射，或者一边将套管向后拉，一边注射少量的脂肪。

近年来，为了达到稳定的脂肪成活率，有时会使用 18G 注射钝针和面部脂肪注射器 MAFT-

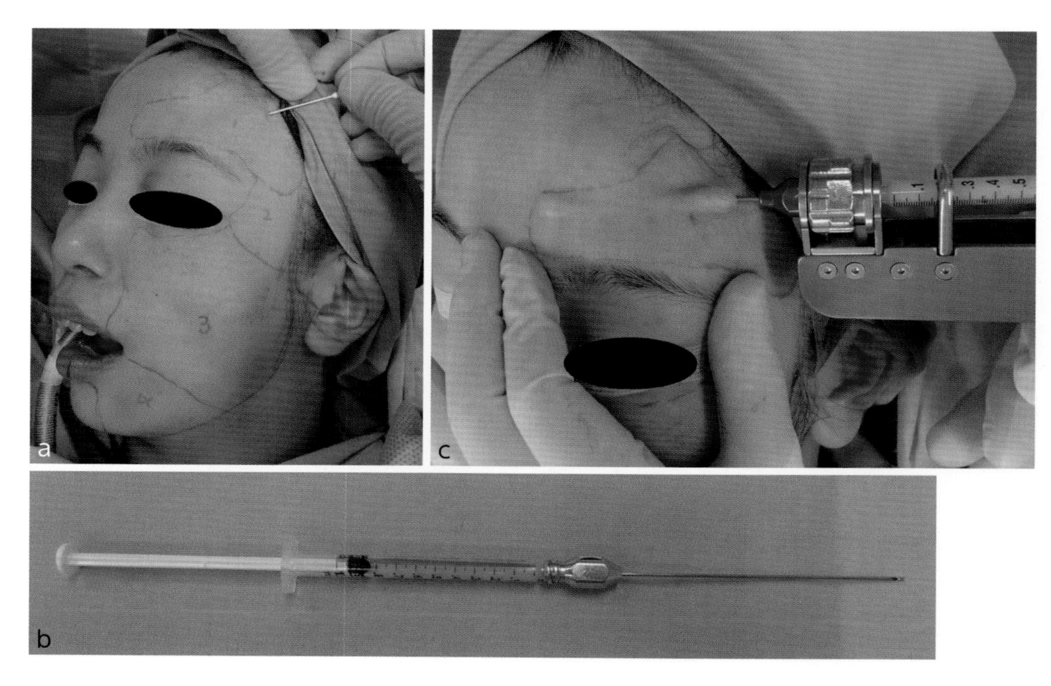

a：将注射部位分成几个预定区域，估算各区域的脂肪注射量。这将有助于后续判断脂肪成活的效果。在各区域相对隐蔽处，用 18G 针头在皮肤上开孔，插入套管。

b：使用 1 mL 注射器，充满离心处理后的脂肪组织，并安装了科尔曼注射针。这是一种用于矫正普通凹陷部位的脂肪注射术（微粒脂肪移植术）。

c：在皮肤张力较高和皮下瘢痕较严重的部位以及上下睑等皮肤较薄的部位注射脂肪时，使用带有 18G 以上注射钝针的面部脂肪注射器 MAFT-Gun®（Dermato Plastica Beauty 公司制造）。该器械可在每次触发时进行微量定量注射（1 mL 可分成 60 ~ 240 份），并可以减少手动注射方法可能导致的过度注入的风险。

图 10-3　**脂肪注射**

Gun®（Dermat Plastica Beauty 公司制造）进行注射，而不是单纯依赖术者的注射技术（图 10–3c）。该器械每次的脂肪注射量最小可精确调节到 1/240 mL，因此主要用于皮肤张力较高和皮下瘢痕增生明显的部位，以及上下睑等皮肤较薄部位的脂肪注射。

用消毒胶带固定，或者用 7–0 尼龙线缝合 18G 针头形成的皮肤开口。

为了改善瘢痕组织和萎缩性皮肤的纹理，以及改善皮肤色素沉着的状况，可以使用纳米脂肪移植术。基本方法是，将离心处理后的脂肪组织通过连接器连接到 2 个带锁定式卡扣的 5 mL 或 10 mL 注射器中，进行活塞运动约 30 次，使其乳化（图 10–4a），然后通过滤网过滤去除纤维性成分而得到液体成分（图 10–4b、c），用 27 G 针头吸入 1 mL 注射器内（最好带锁定式卡扣），注射深度为真皮内和皮下浅层（图 10–4d）。脂肪注射结束的基本标准是，注射部位的皮肤达到轻微紧绷的状态。由于注射脂肪的成活率受个体和注射部位等多种因素的影响，所以不建议因预

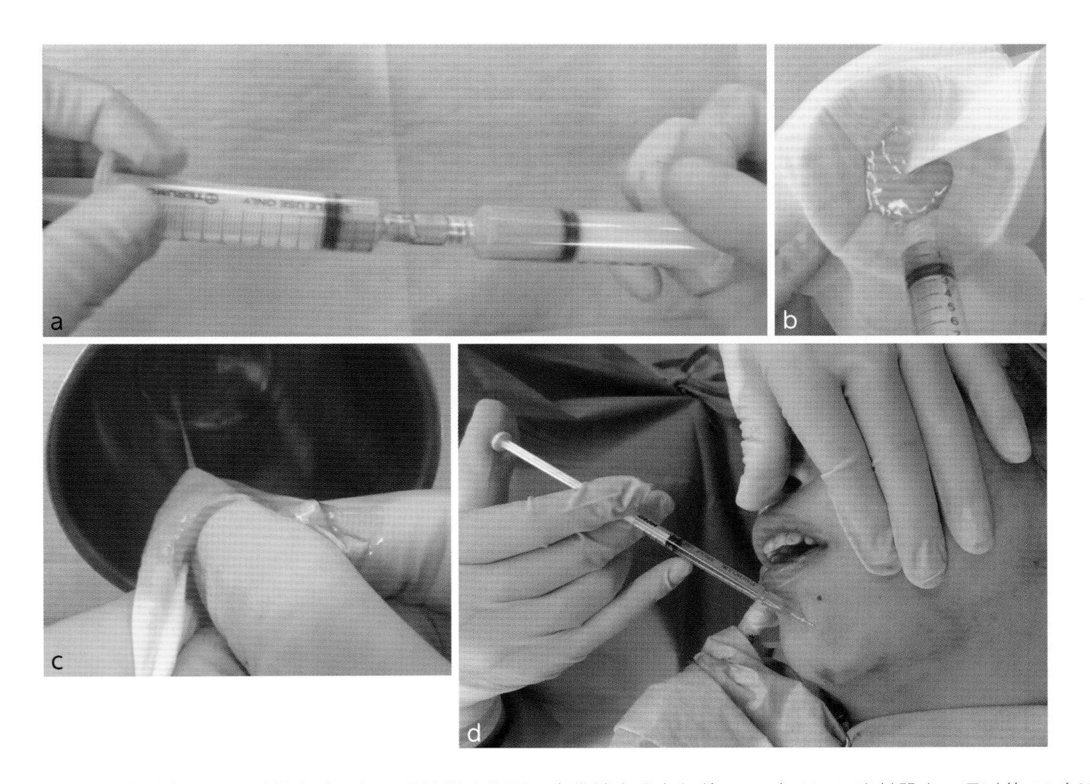

a：通常将离心处理后的脂肪组织用连接器连接到 2 个带锁定式卡扣的 5 mL 或 10 mL 注射器中，通过约 30 次活塞运动使其乳液化。
b、c：将乳液化的脂肪转移到硅网上过滤。
d：用硅网过滤除去纤维成分的液体用 27 G 针吸入 1 mL 注射器内，从真皮层内注射到皮下浅层。

图 10–4 以改善瘢痕组织和萎缩的皮肤纹理、改善皮肤色素沉着等为目的的脂肪注射术（纳米脂肪移植术）

测到脂肪会被吸收而过度注射。

最后，为了尽量减轻瘢痕，注射针刺入的部位用 7–0 尼龙线缝合。

为了减轻肿胀和便于术后患者知晓注射部位，在脂肪注射部位粘贴棕色微孔胶布 3 天（图 10–5）。

④ 术后处置

为了减轻肿胀，术后 3 天内应对脂肪注射部位进行冰敷。术后第 3 天开始，可以揭下贴在注射部位的胶布，并允许轻柔洗脸。术后第 5 天拆线。术后 3 个月内，脂肪注射部位在化妆和洗脸时注意不要用力。

在离开手术室前或回病房后要注意检查脂肪采集部位有无皮下出血或血肿形成。术后第 2 天，可以去除脂肪供区部位的弹力绷带，进行轻度淋浴。

术后第 5 天拆线。脂肪供区持续压迫 1 周左右。从大腿部采集时，与腹部不同，会造成下肢水肿，因此要根据水肿程度随时调整夜间睡觉时的下肢抬高和压迫时间。

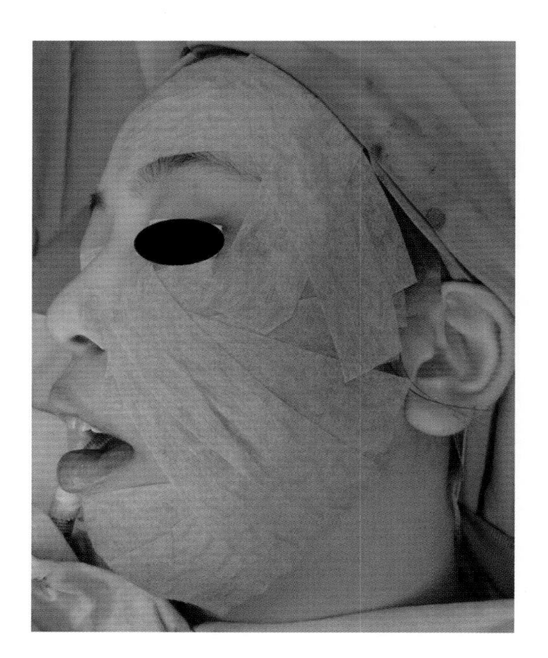

为了减轻肿胀和便于术后患者知晓注射部位，在脂肪注射部位粘贴棕色微孔胶布 3 天。

图 10–5 微孔胶布粘贴

⑤ 随访

应在术后 1 个月、3 个月、6 个月复诊，确认注射的脂肪是否存活，是否出现凹陷、瘢痕挛缩、皮肤色差等问题。如果要在该部位再次进行脂肪注射时，最好至少观察 6 个月再做决定。

⑥ 并发症

面部脂肪注射移植术的并发症较为常见，其中包括：由于操作污染引起的感染，由于不恰当的脂肪采集或注射引起的皮下硬结、含油囊肿、钙化、皮肤凹凸不平，由于脂肪注射操作不当引起血管闭塞，进而导致的皮肤坏死、中央视网膜动脉阻塞导致的失明，以及脂肪采集部位的皮下血肿和蜂窝织炎等。但是，如果进行正确的脂肪注射移植术，这些并发症都是可以预防的。在向面部神经和三叉神经走行部位注射脂肪时，出现神经麻痹症状一般均为暂时性的，术前需充分告知。即使发生神经麻痹，通常也能在 3 个月内自然恢复。

7 病例介绍

【病例1】18岁女性，左侧唇腭裂术后畸形

该患者既往曾在其他医院接受唇裂修整术，针对上颌骨凹陷和发育不良曾接受上下颌骨截骨手术，为进一步改善唇部外形来诊（图 10-6）。进行了唇裂术后鼻畸形整复术及脂肪注射移植术（微粒脂肪移植术），脂肪注射总量为 12.8 mL（图 10-7）。

术后 6 个月观察，虽然上唇部位的脂肪成活率较差，但上唇形态保持良好（图 10-6）。

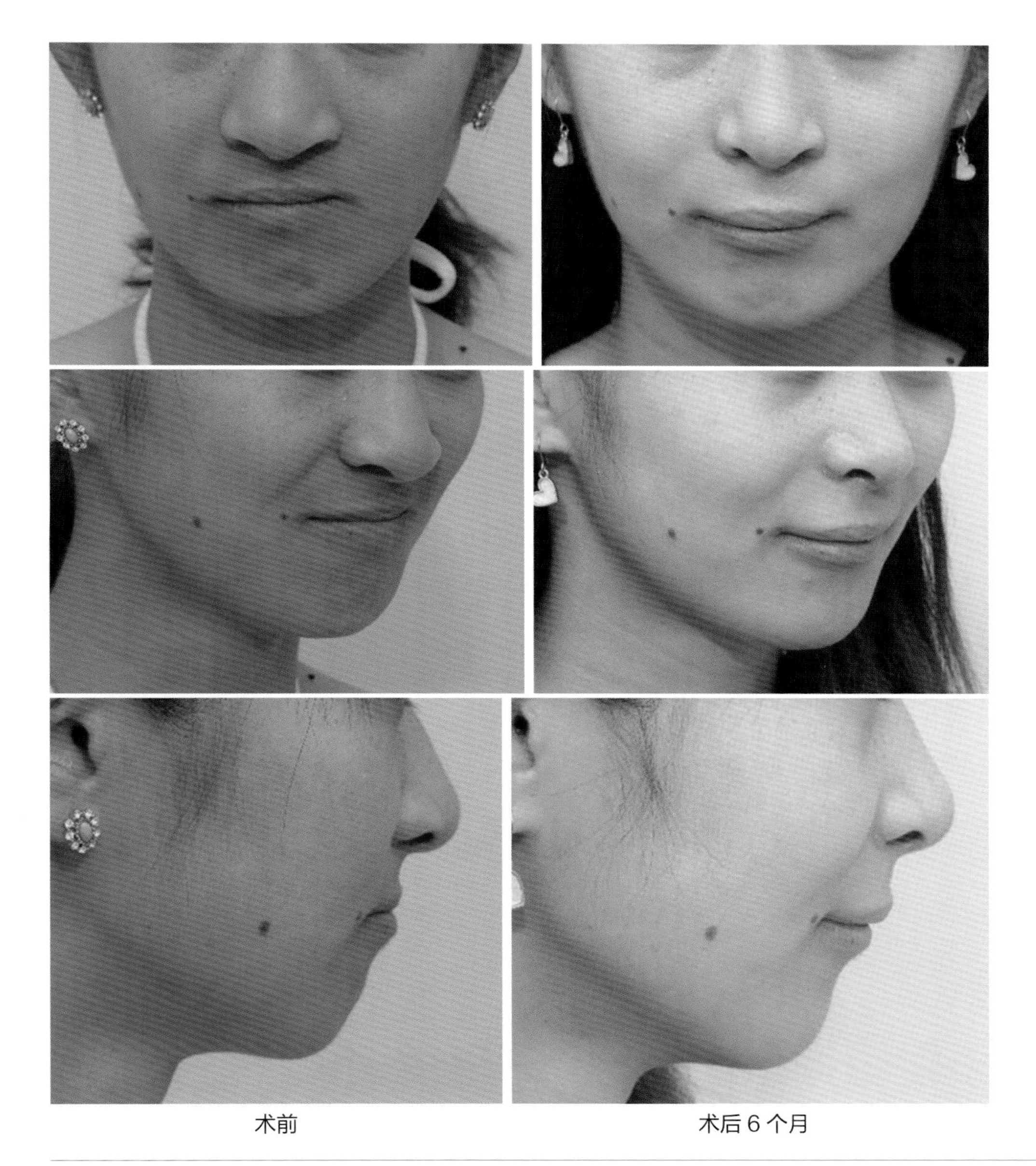

术前　　术后 6 个月

图 10-6 【病例 1】18 岁女性，左侧唇腭裂术后畸形

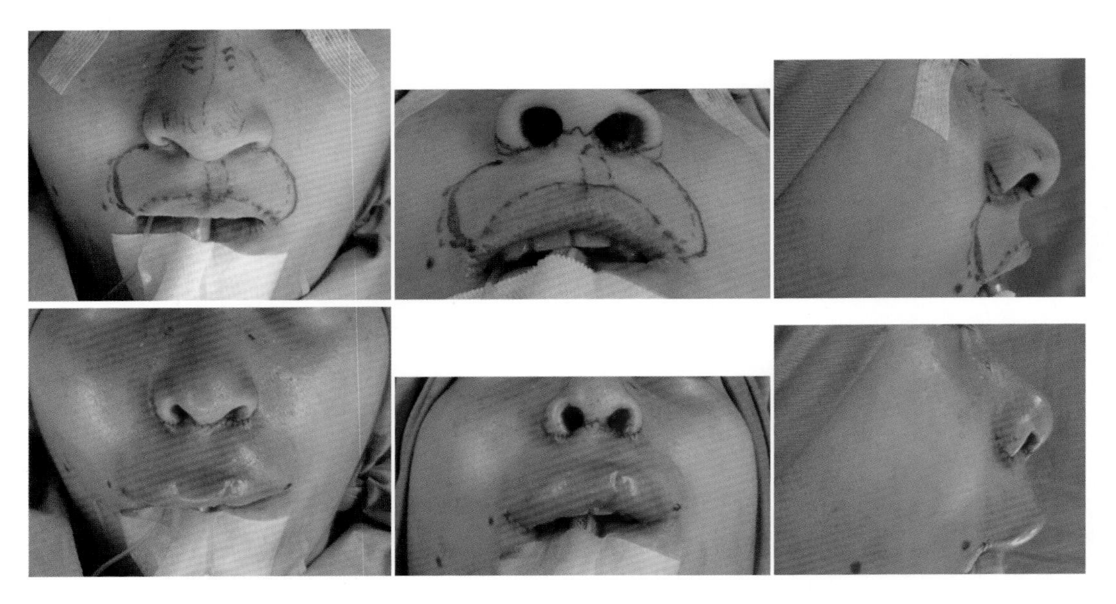

上：手术前外观
下：手术后外观。在上唇白唇部及红唇部进行了共计 12.8 mL 的脂肪注射（微粒脂肪移植术）。

图 10-7 【病例 1】鼻整形术，上唇脂肪注射移植术

【病例2】20岁女性，右侧第一二鳃弓综合征，右侧巨口症术后瘢痕

患者既往曾在其他医院接受右侧巨口症整形术。希望对右下颌骨发育不良造成的反殆状况进行改善而来诊。首先实施了上下颌骨截骨术，在 1 年后去除钛板时，在右颊部至下颌区实施了脂肪注射移植术（微粒脂肪移植术和纳米脂肪移植术）。对于右侧巨口症术后瘢痕及右颊部至下颌区软组织，用 18G 针划开皮下瘢痕粘连后，进行脂肪注射（微粒脂肪移植术：脂肪注射量共计 15 mL)。另外，对于瘢痕引起的皮肤萎缩和变薄明显的区域，进行了从真皮层至皮下浅层的脂肪注射（纳米脂肪移植术：脂肪注射量为 2.4 mL)。

术后 11 个月，右侧巨口症术后瘢痕区的凹陷得到改善，皮肤变薄和质地也得到改善（图 10-8)。

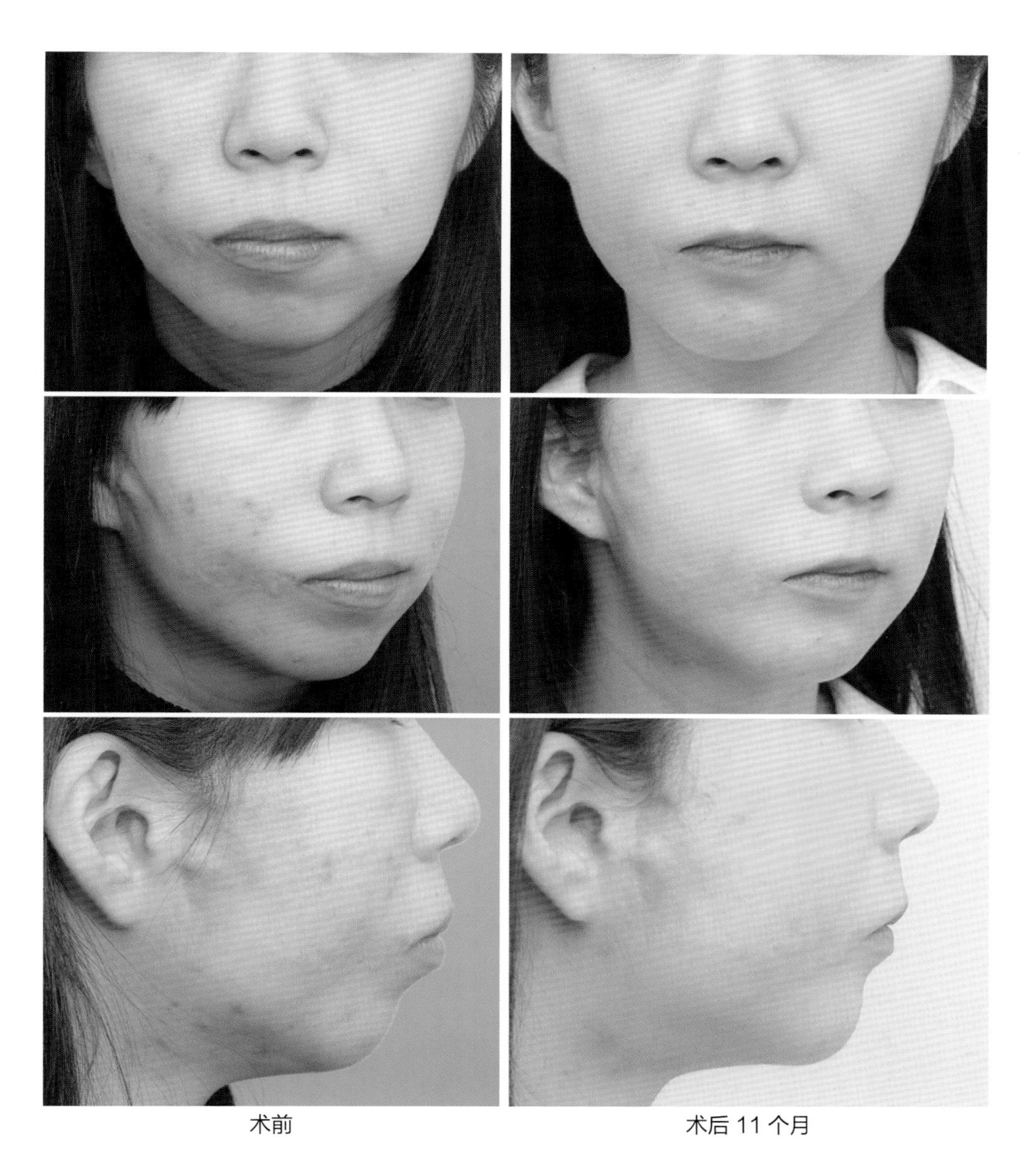

上下颌骨截骨术后 1 年实施脂肪注射移植术（微粒脂肪移植术：15 mL；纳米脂肪移植术：2.4 mL）。

图 10-8 【病例 2】20 岁女性，右侧第一二鳃弓综合征，右侧巨口症术后瘢痕

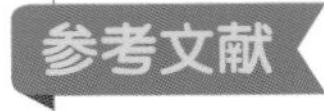

[1] Coleman SR: Structural fat grafting: more than a permanent filler. Plast Reconstr Surg 118: 108S–120S, 2006.

[2] Coleman SR, Katzel EB: Fat grafting for facial filling and regeneration. Clin Plast Surg 42: 289–300, 2015.

[3] Gir P, Brown SA, Oni G, et al: Fat grafting: evidence–based review on autologous fat harvesting, processing, reinjection, and storage. Plast Reconstr Surg 130: 249–258, 2012.

[4] Kaufman MR, Miller TA, Huang C, et al: Autologous fat transfer for facial recontouring: is there science behind the art ? Plast Reconstr Surg 119: 2287–2296, 2007.

[5] Tonnard P, Verpaele A, Peeters G, et al: Nanofat grafting: basic research and clinical applications. Plast Reconstr Surg 132: 1017–1026, 2013.

[6] Lin TM, Lin TY, Chou CK, et al: Application of microautologous fat transplantation in the correction of sunken upper eyelid. Plast Reconstr Surg Glob Open 2: e259, 2014.

[7] Nguyen PSA, Desouches C, Gay AM, et al: Development of micro–injection as an innovative autologous fat graft technique: the use of adipose tissue as dermal filler. J Plast Reconstr Aesthet Surg 65: 1692–1699, 2012.

第三篇

各论②

乳房部位脂肪注射移植
——个人应用方法介绍

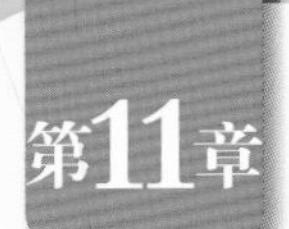

乳房部位脂肪注射移植——个人应用方法介绍

脂肪移植与乳房假体联合应用的乳房二期重建

浅野 裕子 | 龟田综合医院乳腺中心乳房重建外科

要点

- 术者应在充分了解脂肪注射术后的恢复过程以及脂肪坏死引起的结节、钙化等并发症的基础上进行手术。
- 脂肪注射后的成活率因人而异，需要考虑个体差异和手术医生的经验来决定注射量和乳房假体的选择。
- 脂肪注射移植术是乳房重建的一种手段，需要结合其他方法来制定适合每个病例的重建方案。

引言

随着针对乳腺癌的外科治疗方法的增多，手术后的畸形也变得多样化。例如，随着采用皮下乳腺全切术的增多，保留皮肤、瘢痕较小的病例相应增加。另一方面，乳房重建的手术方式除了传统的自体组织修复方法，如应用肌皮瓣和穿支皮瓣等，现在还有使用硅胶乳房假体的假体植入乳房重建法，该方法已纳入医疗保险适用范围。针对每个病例需要研究相应的重建方法，以满足不同患者的需求。

在皮下脂肪已大部分切除的乳腺癌手术病例中，植入假体后常会出现肋骨突出和波纹状乳房等问题。通过脂肪注射来增加皮下组织厚度，可以用于改善这种情况。在欧美的研究报告中，为了整形再造的目的，通常采用二期脂肪移植的方法。由于这种方法是使用针头进行盲视下注射，为了不损坏假体，所以脂肪注射量和移植部位都受到限制。在组织扩张器（TE）更换为假体的手术中，也可以同时进行脂肪注射，从而实现整个乳房的重建。

本章介绍在乳房二期重建中为了使整形效果更佳而采用假体植入联合脂肪注射移植术。

1 适应证和禁忌证

适应证

- 乳房二期重建，通过 TE 完成扩张的病例。
- 皮下组织薄，单纯假体植入可以出现波纹状乳房和肋骨突出的病例。
- 希望尽可能减小假体大小的病例。
- 计划后期采用皮瓣法进行乳头重建的病例。
- 对乳腺癌进行放射治疗的病例。

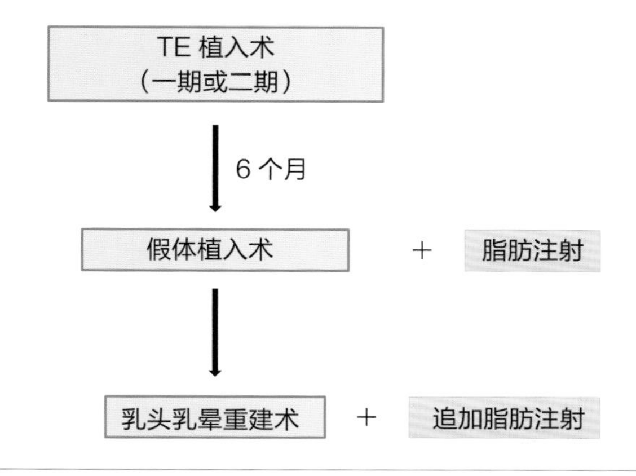

图 11-1 假体植入联合脂肪注射的乳房重建流程

禁忌证

- 怀疑乳腺癌复发或转移的病例。
- BMI 低于 18，脂肪采集部位吸脂困难的病例。

② 术前计划

在乳房二期重建中，在将 TE 更换为假体的手术时，可以在皮下组织内进行脂肪注射移植（图 11-1，图 11-2）。TE 植入术与普通的乳房二期重建一样，在胸大肌下植入 TE。术后扩张 6 个月以上，直到皮肤和皮下组织达到充分扩张程度。TE 的最佳扩张量是要比对侧乳房体积略大的程度。

在确定假体种类和大小时，如果联合应用脂肪注射移植，需要考虑到皮下组织变厚的影响。由于切除后皮下组织变薄所导致的肋骨突出问题，即使更换成假体也无法完成纠正，在这种情况下可以选择底盘较大的 F 系列假体。如果可以通过脂肪注射使皮下组织增厚，就可以应用 M 系列或 L 系列假体（图 11-3）。

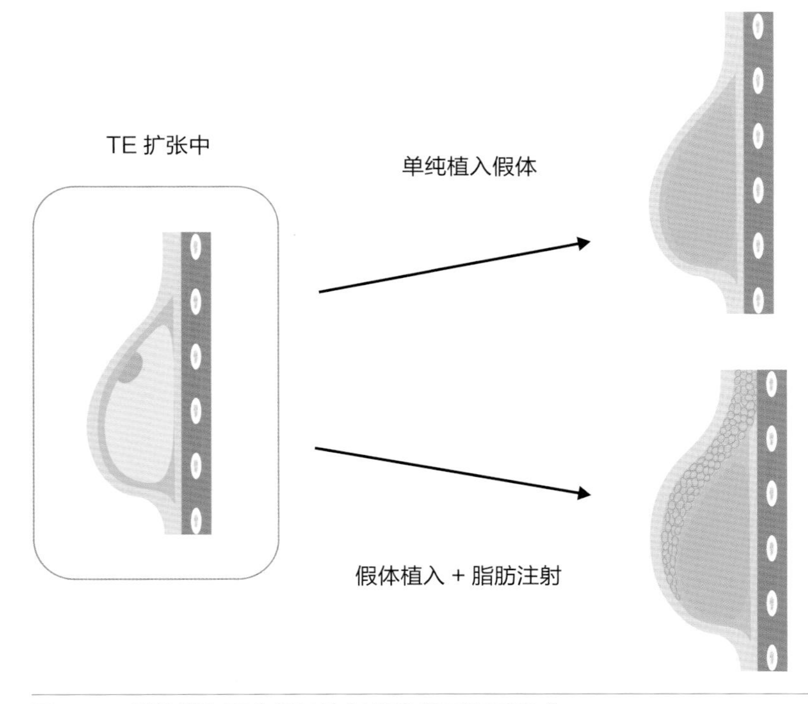

图 11-2 假体植入联合脂肪注射的乳房二期重建术

脂肪的注射量因目的不同而异，同时也会受到可抽吸量即采集部位的影响。即使能够采集大量的脂肪，由于皮下组织较薄，超过可移植量的部分也无法使用。当注射部位的皮肤变成橘皮样并变得紧绷，则是注射必须结束的信号。对于整个乳房皮下组织进行注射时，多数病例的注射量为 200 ~ 250 mL。如果从体形较瘦的患者身体的小范围强行抽吸脂肪，会在供区留下凹陷等问题。采集难度较大时，可优先注射上方及乳头乳晕部分，一般抽吸采集的标准量为 100 mL 左右。

3 手术技术

麻醉和体位

在全身麻醉下进行。为了在手术中与健侧乳房进行比较，双臂横向外展。手术床可以在术中调整为坐位。

吸脂

抽吸部位有腹部、大腿部及腰部等，大多采用无须变换体位的腹部及大腿前部进行抽吸。为了充分止血，用注射管将 1000 mL 生理盐水和 1 mg 肾上腺素的混合液（tumescent 液）浸润注射到皮下脂肪内，然后进行抽吸。

为了尽快将抽吸的脂肪进行注射移植，并且缩短手术时间，可以同时开始 TE 去除手术。脂肪抽吸前要提前进行该手术部位的消毒准备。

为了能够在短时间内从大范围内进行吸脂，可以使用带有负压泵的吸脂设备进行吸脂。吸脂套管管径为 3 mm。连接中间瓶，在无菌状态下回收脂肪，利用冷冻的生理盐水在低于室温的状态下保存吸出的脂肪组织。如果放置在室温下，随着时间的推移，脂肪细胞会被破坏并变成油状，将无法用于移植。为了确保在抽吸后能够尽快注射，要做好各项准备工作。

抽吸脂肪的处理

由于抽吸的脂肪中含有肿胀液和血液，为了去除这些物质，纯化脂肪组织，需要进行离心处理（图 11-4a、b）。离心处理后从上到下分为油脂、脂肪、液体 3 层。离心力越大，水分和油脂就越多，脂肪层所占的体积就越小。一般采用离心力为 700 *g*（*g* 为重力加速度）、离心时间为 3 min。

离心处理后去除上层的油脂和下层的液体部分后，将脂肪组织装入注射器中，注射准备完成（图 11-4c、d）。

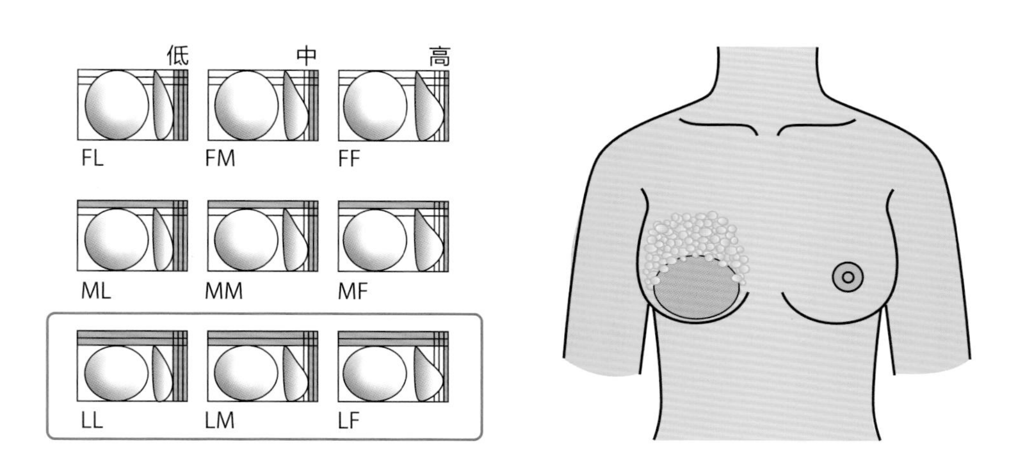

由于脂肪注射会增加乳房上方软组织的厚度，因此假体大多选择高度较低的 L 系列。

图 11-3 假体的选择

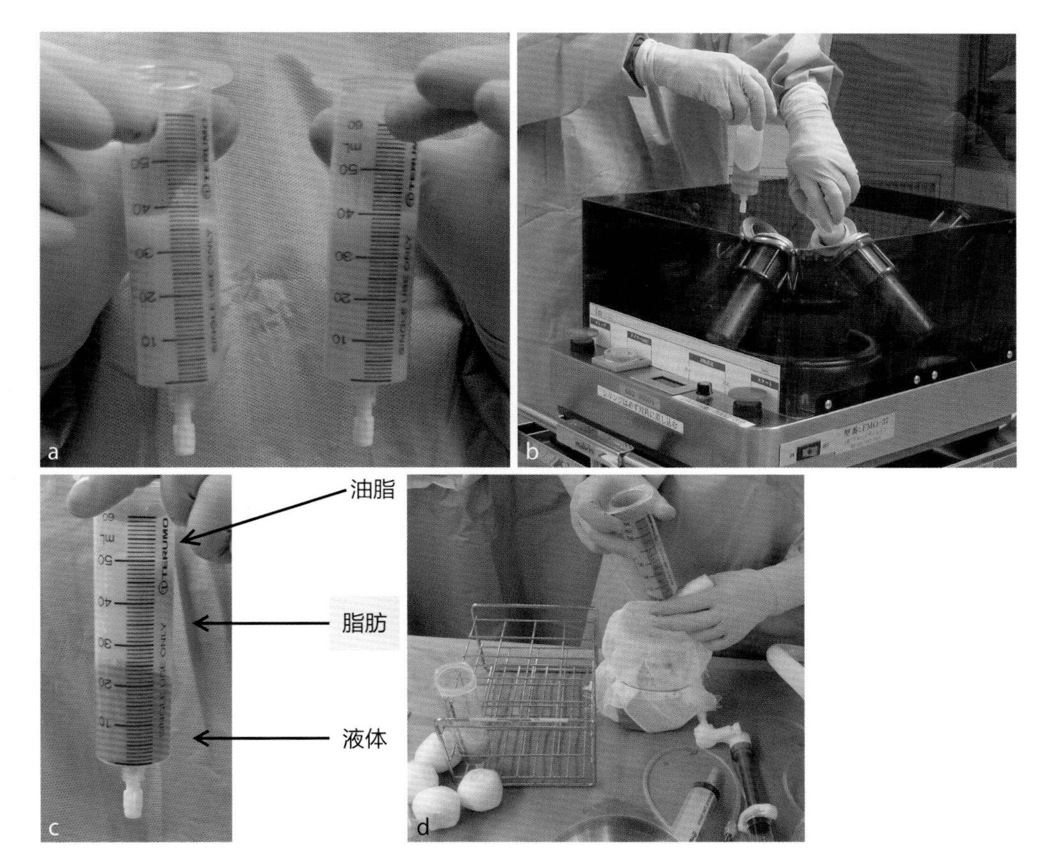

a：抽吸的脂肪。
b：作者使用的离心分离机（FMO-37，Formedix 公司制造）。
c：离心后分为上层的脂肪部分和下层的液体部分。最上层是被破坏的脂肪，变成油脂状。
d：去除液体部分。

图 11-4 抽吸脂肪的处理

患侧乳房准备

术前设计采用站立位或坐位，除重建假体所需的标记外，还需要对脂肪注射的部位进行标记（图 11-5）。特别是在假体上方边缘的位置，以及将来制作乳头乳晕的位置做好标记，以便术中参考。皮肤切开时可以利用乳腺癌切除术所遗留的瘢痕，但是考虑到皮肤缝合部位不能注射过多脂肪，所以通常从正面看不明显的乳房下多皮壁处进行切开。

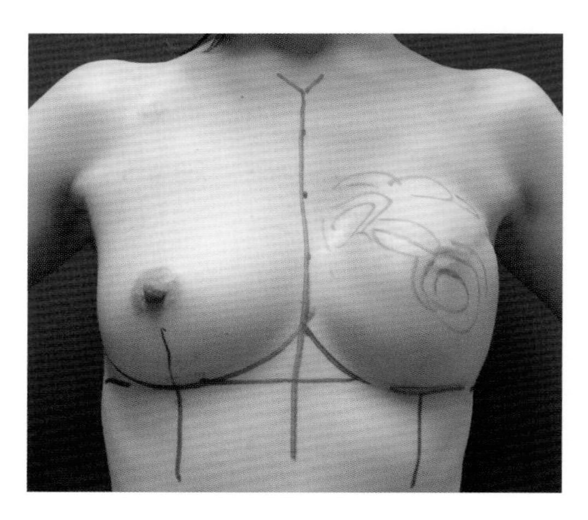

除了插入假体的基准线外，还要在预定注射脂肪的部位用红色标记。在本病例中，假体是从乳房下沟开始插入的，在乳房下垂部位和将来要进行乳头乳晕重建的部位进行了脂肪注射标记。

图 11-5 假体重建手术的术前标记

如果 TE 大小合适，扩张后位置正确，则一般不需要进行包膜切开或切除。如果进行包膜切除，注射的脂肪就很容易注入包膜腔，将很难进行有效的移植。

注射

在手术台上以 45° 的坐位进行注射。注射时，可以保留 TE，也可以取出 TE 后再进行注射。在临床经验不足时，可以吸除部分 TE 内的生理盐水，直到预定使用假体的大小，然后在保留 TE 的状态下注射，这样就可以达到注射部位和注射量的准确。

乳房部位脂肪注射时不能集中在一个位置

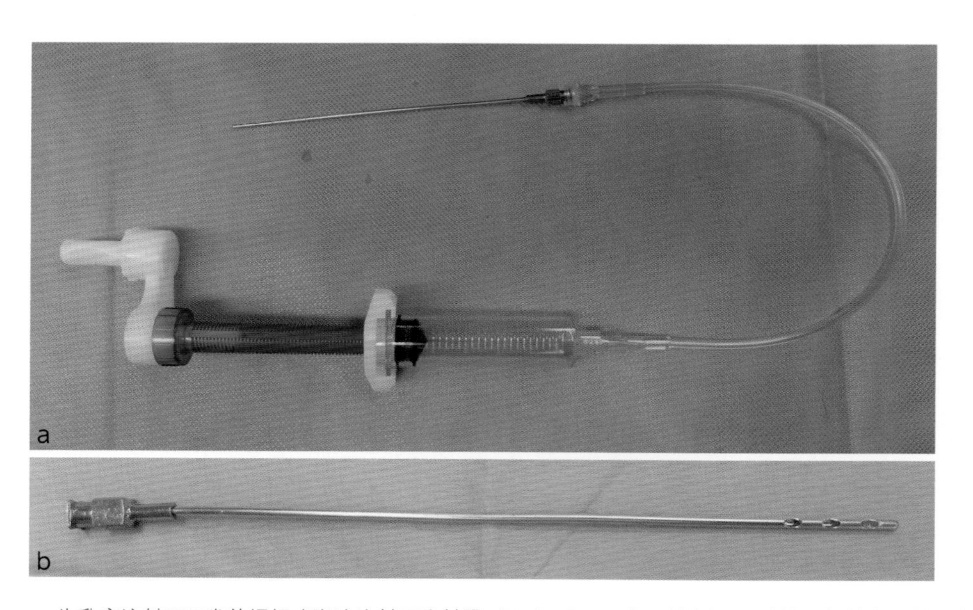

a：为乳房注射而开发的螺杆式脂肪注射用注射器（Medical u&a 公司制造），已连接延长管和注射用套管。
b：外径 2.0 mm、长度 140 mm 的纤细套管（KakinumaMedical 公司制造）。

图 11-6 用于注射的注射器和套管

注射，而应该尽可能分散、多点位、少量注射。作者使用螺杆式注射器，手柄旋转一圈可注射 0.5 mL（图 11-6）。采用脂肪注射专用的 2 mm 钝头套管进行注射。在皮肤有瘢痕的部位使用 18G 锐针造口，之后进行脂肪注射移植。注射是在假体植入区的皮下进行。用一只手握住套管的前端，另一只手的手指放入假体植入口内，用手指感受套管的前端，同时引导插入方向（图 11-7a）。

如果从假体的上方边缘到上胸部充分注射，就能再现形态自然的乳房隆起。如果在相当于乳头乳晕的部位进行注射，后期进行乳头重建时，由于皮下组织增厚，皮瓣就很容易抬高。注射结束后，可以看到该部位厚度增加到 10 ~ 15 mm（图 11-7b）。对于因皮肤紧绷而形成橘皮样外观的部位，判断移植量已达到极限，最好不要再继续注射（图 11-7c）。

注射结束后对假体植入口内进行充分清洗，将漏出的脂肪清除后植入假体。放置细引流管，并在第 2 天拔除。

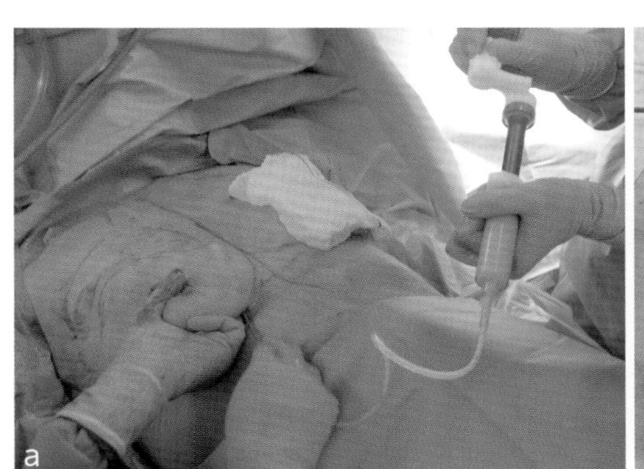
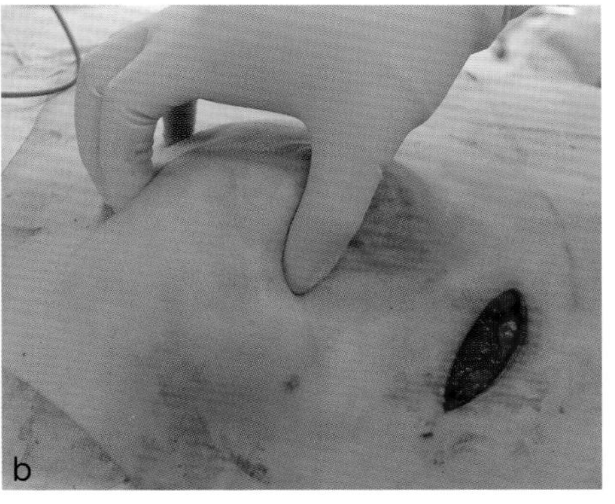
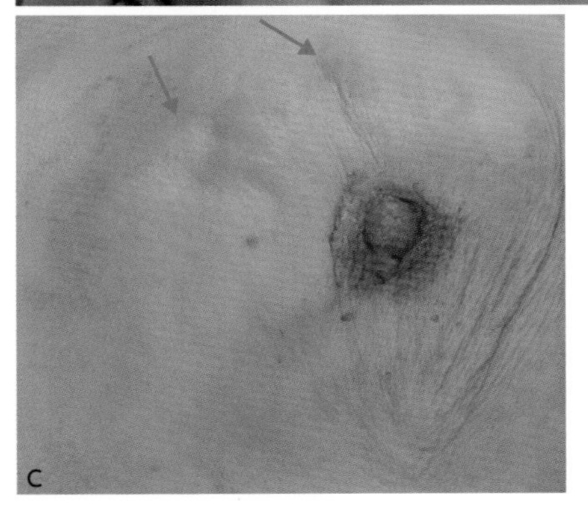

a：TE 取出后，正在注射脂肪。
b：注射结束后，该部分厚度增加到 10 ~ 15 mm。
c：皮肤变得紧绷，呈橘皮样的部位（箭头），判断此处已达移植量的极限，最好不要再继续注射。

图 11-7　**脂肪注射**

④ 术后处置

为了提高脂肪的成活率应避免压迫，但在放入引流管的过程中，可以用胸带等轻微压迫。抽吸部位和注射部位均可能出现皮下瘀斑，一般 2 周左右会消退。为了对抽吸部位进行压迫止血，需要穿 1 周的腹带和弹力袜等。

⑤ 随访

注射的脂肪在术后第 1 ~ 3 个月逐渐出现吸收，体积减小，之后体积会保持基本稳定。从第 6 个月开始，脂肪坏死的部位会出现肿块，患者可能会担心是乳腺癌复发，因此在术前要充分告知。超声检查显示，局部为皮下无血流信号的低回声肿块或囊肿（含油囊肿）（图 11-8【病例 1】）。直径多数小于 1 cm，在 1 年左右会逐渐吸收而消失。如果超过 1 年仍可触到肿块，且肿块直径大于 1 cm，可以采用 18G 针穿刺抽吸内容液体使之变小。如果超声检查结果不是脂肪坏死的特征，就需要与乳腺外科医生联合鉴别是否为乳腺癌局部复发。

脂肪注射后的成活率因人而异，术后成活率可通过超声检查确认，也可在重建乳头时通过观察皮瓣厚度而确认（图 11-9【病例 2】）。单纯行假体植入的重建乳房，由于皮下组织较薄，进

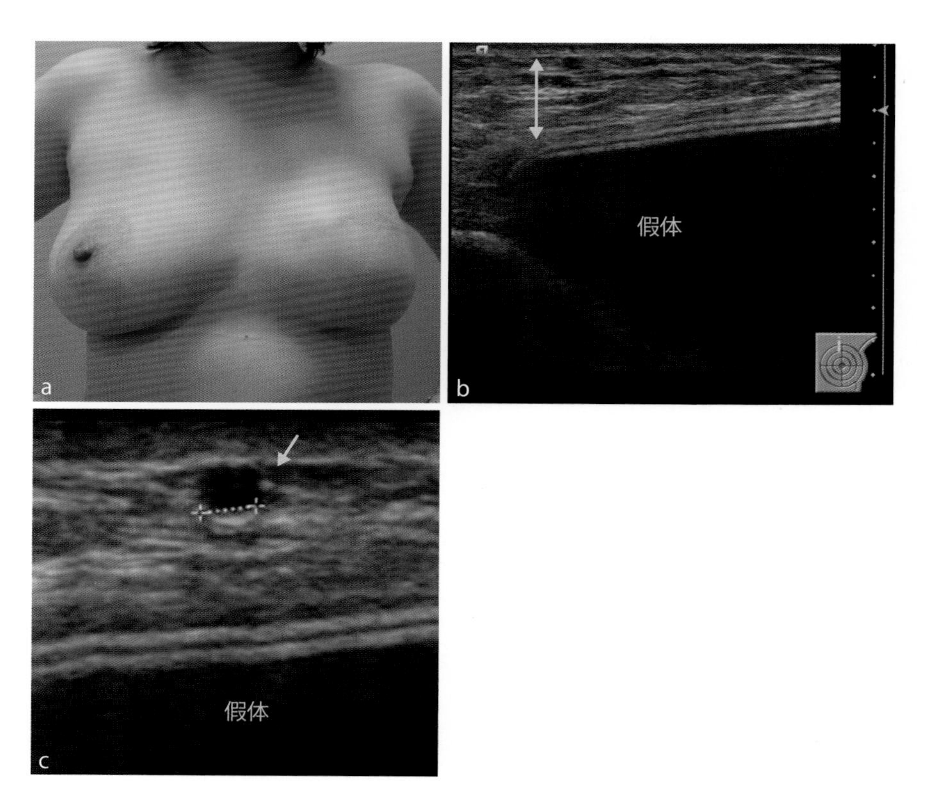

a：进行假体（MF140-470）植入和脂肪注射（120 mL）的左乳房重建术后 1 年。
b：术后 1 年的超声检查结果。脂肪注射后，脂肪层（箭头）增厚。
c：在皮下观察到直径为 2.7 mm 的含油囊肿（箭头）。

图 11-8 【病例 1】49 岁女性，左侧 DCIS

行乳头重建时需要注意。如果进行了脂肪注射移植，就可以进行一定深度的手术，并且可以安全地进行皮瓣移植，这也是脂肪注射移植术的优点之一。

对于需要再次进行脂肪注射以改善局部问题的病例，通常会在乳头乳晕重建手术时进行操作。由于第一次脂肪注射已经使覆盖假体的皮下组织变厚，因此在假体植入的状态下进行注射操作变得容易。对仅行假体植入重建的乳房进行脂肪注射时，有可能因注射过程中穿透包膜而使脂肪进入假体包膜腔中，并且可能导致假体受损。因此，只能在假体上方进行少量的脂肪移植，最终仅能达到微调的效果。

6 结果

采用假体植入联合脂肪注射方法重建的乳房具有形状自然、触摸时质感柔软的特点，患者会有较高的满意度。对于已经完成假体重建的患者，在由于某种原因需要更换假体时，如果同期进行脂肪注射移植，与之前相比，患者会感到更好的临床效果。

关于脂肪注射在乳房重建中的应用，目前还没有标准化的手术方式，手术效果主要依赖于术者的经验。但是如果考虑到自体组织和假体的各自优点，该方法在整形与修复重建方面将具有较大的优势。

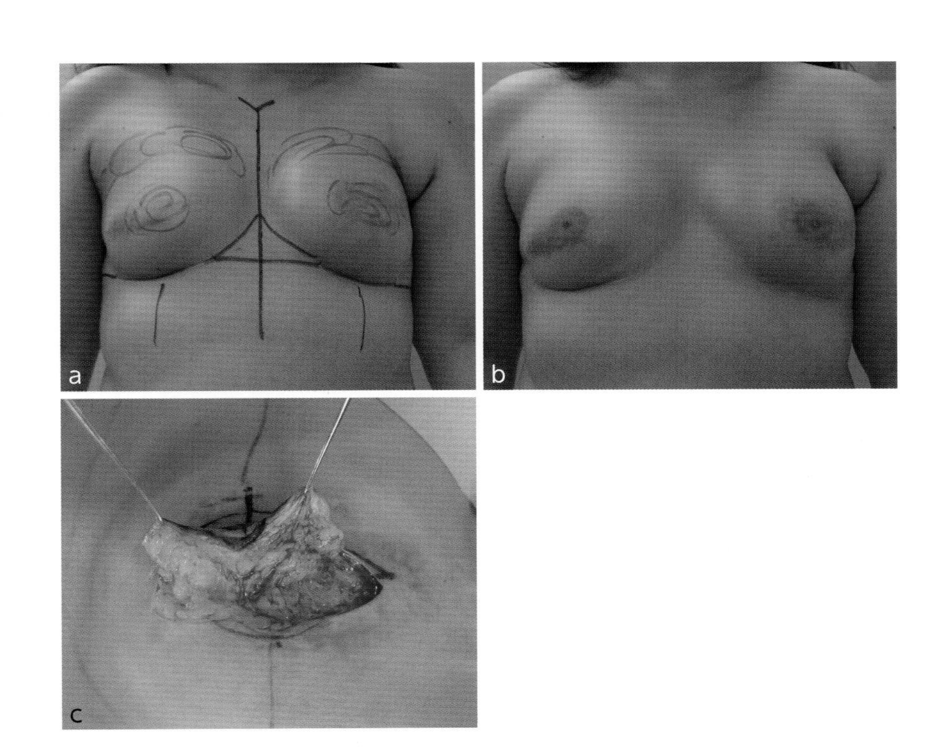

a：两侧乳房已植入 TE，拟进行假体植入联合脂肪移植，图示术前标记。
b：假体（LF135-390）植入和脂肪注射（右 140 mL，左 200 mL）重建术后 1 年零 6 个月，已进行乳晕文绣。
c：重建术后 1 年零 6 个月，采用皮瓣法进行了乳头重建。皮下可见足够厚度的脂肪层。

图 11-9 【病例 2】40 岁女性，双侧乳腺癌术后

7 脂肪注射移植在放射治疗病例中的应用

对接受放射治疗的乳腺癌病例进行乳房重建时，由于并发症和包膜挛缩等问题，一般首选自体组织瓣移植而不是假体植入。但是最近从欧美开始，针对放射治疗后重建的病例，有关于脂肪注射移植联合假体植入的应用报道。

在乳腺癌手术同期植入TE的重建病例中，各医疗机构的放射治疗时间各不相同。对于较早期发生的血清肿（seroma）和感染等并发症，无论是在TE扩张过程中进行放射治疗还是替换为假体后进行放射治疗，几乎没有差别。但是，置换为假体后进行放射治疗组与在TE扩张过程中进行放射治疗组相比，包膜挛缩发生率较高。

作者在一期重建时，在TE扩张过程中进行放射治疗，放射治疗结束后等待近1年，之后进行脂肪注射和假体植入重建乳房（图11-10a，图11-11【病例3】）。

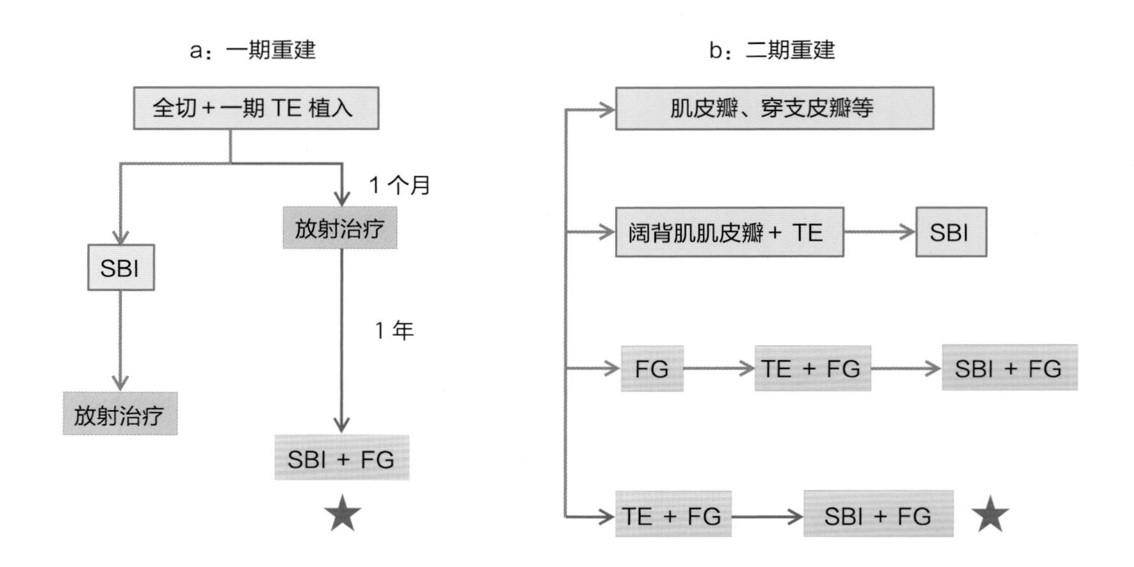

a：在一期重建时，首选在TE扩张过程中进行放射治疗，之后在更换SBI时进行脂肪注射（★）。
b：在二期重建时，首选在植入TE的同时进行脂肪注射，之后在更换SBI时也同时进行脂肪注射。
SBI：硅胶乳房假体。
FG：脂肪注射。
TE：组织扩张器。

图11-10　对于放射治疗病例的脂肪注射方案

在二期重建时，在 TE 植入之前在胸壁部位进行脂肪注射。放射治疗的病例大多处于皮下组织萎缩、肋骨突出的状态，如果直接插入套管进行脂肪注射移植是非常困难的。如果强行操作，有引发气胸的危险。因此，在植入 TE 时，采用先制备 TE 植入腔隙、后进行脂肪注射移植的方法（图 11-10b，图 11-12【病例 4】）。

考虑到压迫可能影响脂肪移植后的成活率，术后 TE 的扩张将从术后第 2～3 个月开始。与没有进行放射治疗的病例相比，其扩张速度相对缓慢，要每次少量且多次地进行扩张，所以到更换假体时一般需要 1 年左右的时间。之后在置换假体手术时要进行第二次脂肪注射。只要能避免感染和 TE 暴露等并发症，与仅使用假体相比，

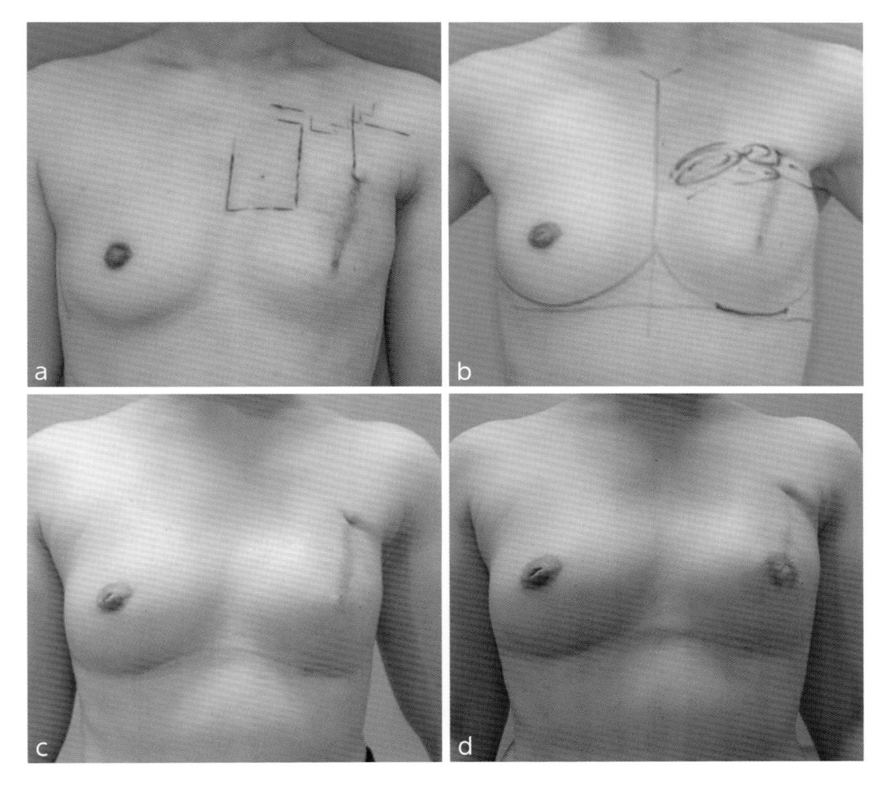

a：实施了左侧 Bt+Ax+ 一期 TE（使用 MV12 m）植入术，在 TE 扩张过程中进行了放射治疗。
b：放射治疗结束 1 年后，计划通过 SBI 植入和脂肪注射进行乳房重建时的术前标记。
c：SBI 植入（使用 MM110-215）联合脂肪注射（200 mL）重建左乳房 1 年后外观。
d：采用皮瓣和植皮重建了左侧乳头和乳晕。SBI 植入联合脂肪注射 4 年后外观。移植脂肪成活良好，未见挛缩等问题。

图 11-11 【病例 3】41 岁女性，左乳腺癌，行放射治疗的一期重建病例

假体植入联合执法注射移植后，包膜挛缩将得到减轻，外观方面的问题也将有所改善。

在进行放射治疗的病例中，无论是一期重建还是二期重建，并发症均较多，难度较大。因此临床上要根据每个病例的实际情况，在与患者充分交流的基础上制定治疗方案。

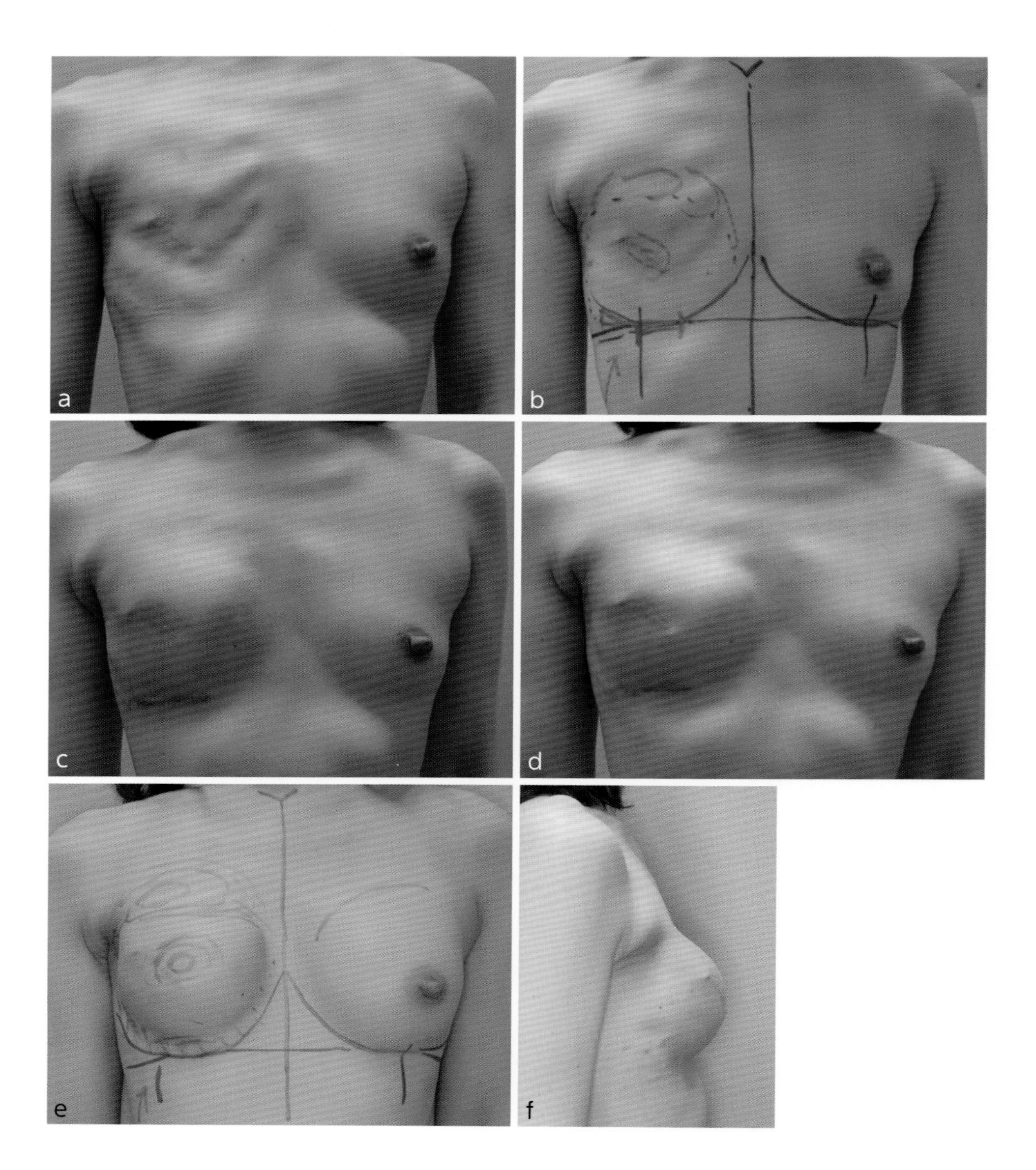

a：在右侧 SSM+Ax 实施后进行放射治疗（胸壁、锁骨上 50 Gy）。没有复发和转移，术后第 5 年希望进行乳房重建，为了避免皮瓣供区的瘢痕，希望采用假体植入的重建方法。
b：采用二期重建，在植入 TE 时进行第一次脂肪注射时的术前标记。
c：术后第 14 天外观，手术时向 TE 注入 60 mL 生理盐水。
d：术后第 3 个月外观，TE 内有 60 mL 生理盐水。开始每次向 TE 注入 20～30 mL 生理盐水，进行缓慢扩张。
e：TE 植入术后 1 年零 6 个月外观，TE 内有 205 mL 生理盐水。右侧 SBI 植入的术前设计。同期行左侧乳房增大术。
f：侧面外观。乳房下部已充分扩张。

图 11-12 【病例 4】43 岁女性，右乳腺癌，行放射治疗的二期重建病例

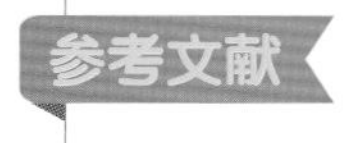

[1] Spear SL, Wilson HB, Lockwood MD: Fat injection to correct contour deformities in the reconstructed breast. Plast Reconstr Surg 116: 1300–1305, 2005.

[2] Kanchwala SK, Glatt BS, Conant EF, et al: Autologous fat grafting to the reconstructed breast: the management of acquired contour deformities. Plast Reconstr Surg 124: 409–418, 2009.

[3] 淺野裕子, 上原恵理 : 脂肪注入移植を併用したインプラントによる乳房再建術 . PEPARS 84: 17–24, 2013.

[4] Matsumoto D, Shigeura T, Sato K, et al: Influences of preservation at various temperatures on liposuction aspirates. Plast Reconstr Surg 120: 1510–1517, 2007.

[5] Kurita M, Matsumoto D, Shigeura T, et al: Influences of centrifugation on cells and tissues in liposuction aspirates. Plast Reconstr Surg 121: 1033–1041, 2008.

[6] Coleman SR, Saboeio AP: Fat grafting to the breast revisited: safety and efficacy. Plast Reconstr Surg 119: 775–785, 2007.

[7] Delay E, Garson S, Tousson G, et al: Fat injection to the breast: technique, results, and indications based on 880 procedures over 10 years. Aesthet Surg J 29: 376–378, 2009.

[8] 淺野裕子, 上原恵理 : 脂肪注入移植を併用したインプラントによる二期的乳房再建術 . 形成外科 59 : 467–475, 2016.

[9] Kronowitz SJ, Robb GL: Radiation therapy and breast reconstruction: a critical review of the literature. Plast Reconstr Surg 124: 395–408, 2009.

[10] Santosa KB, Chen X, Qi J, et al: Post–mastectomy radiation therapy (PMRT) and two–staged implant–based breast reconstruction: is there a better time to radiate ? Plast Reconstr Surg 138: 761–769, 2016.

[11] Cordeiro PG, Albomoz CR, McCormick B, et al: What is the Optimum timing of postmastectomy radiotherapy in two–stage prosthetic reconstruction: radiation to the tissue expander or permanent implant ? Plast Reconstr Surg 135: 1509–1517, 2015.

[12] Lee KT, Mun GH: Optimal sequencing of postmastectomy radiotherapy and two stages of prosthetic reconstruction: a meta–analysis. Ann Surg Oncol 24: 1262–1268, 2017.

[13] 上原恵理, 淺野裕子 : 放射線照射症例における脂肪注入を併用した乳房インプラントによる再建 . 形成外科 61 : S256, 2018.

第三篇

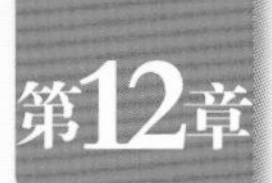

乳房部位脂肪注射移植——个人应用方法介绍

使用体外式乳房扩张器结合脂肪注射进行全乳房重建

佐武　利彦　横滨市立大学医学部附属市民综合医疗中心整形外科

要点

- 关于过量注射：注射过量会增加内部压力，导致注射的脂肪坏死，继发硬结、囊肿、钙化。同时会使再次脂肪注射变得困难，所以最好在注射量稍微不足时就结束注射。
- 留出足够的间隔时间以进行下一次治疗：如果在短时间内进行下一次注射，由于皮下张力较大，有时很难注入脂肪。在这种情况下，只能注射少量脂肪。两次脂肪注射应该间隔 1 年以上，待瘢痕完全成熟且组织血运重建后进行。
- 不要坚持只进行脂肪注射：如果脂肪注射无法达到预期效果，也可以向患者介绍其他治疗方法。在治疗开始前应对这种可能性进行说明。
- 避免重建乳房移动：虽然胸大肌是良好的脂肪注射移植床，但是如果肥大的胸大肌运动过度，重建乳房也会移动。为了避免发生这种情况，可以通过注射脂肪来增加皮下脂肪的厚度。
- 重建乳房大小容易受体重波动的影响：通过脂肪注射而重建的乳房，如果体重增加乳房体积也会变大，而体重减轻则会变小。在治疗开始前要向患者进行说明。
- 需要考虑发生乳腺癌复发的可能性，并准备相应的重建方法：关于乳腺癌复发的可能性，应预先请乳腺外科医生会诊。在脂肪不足时，患侧全切后将无法应用脂肪移植进行重建。在治疗开始前，应向患者说明这种可能性。
- 需要考虑吸脂部位的整体美观性：过度抽吸脂肪会发生局部凹陷。如果抽吸操作不正确，会出现凹凸不平的情况。在皮肤较薄的部位（如大腿外侧）或妊娠纹和妊娠线较明显的部位进行抽吸时要慎重。术前要向患者做好必要的说明。
- 注意防止感染：如果移植脂肪集中在一个位置，就会增加脂肪坏死和感染的风险。要保持合理的脂肪注射量，术中注意灭菌操作，术后注意保持清洁和使用抗生素药物。如果吸脂口位于脐部内，术前要进行脐周的皮肤护理（去除皮脂和角质废物）。如果清洁不彻底，吸脂时会有污物造成污染。

引言——自体组织乳房重建的新方法

近年来，有许多关于将从腹部和大腿部抽吸得到的脂肪组织纯化后，注射到乳房有缺损或畸形的部位进行乳房重建的报道。通过在脂肪注射前后使用体外式乳房扩张器（Brava®），可以增大移植床面积，促进局部血液循环，注射时采用多层次、多方向、少量的科尔曼技术，从而在避免脂肪坏死的同时，提高移植脂肪的成活率。

有适应证的患者也可以进行全乳房重建。脂肪注射不仅不会留下明显的瘢痕，而且还能对采集部位起到瘦身的效果。另外，这种方法还可以作为日间手术在短时间内完成。脂肪注射是近年来兴起的新的乳房重建方法。今后，作为脂肪注射的新进展，应用源自脂肪组织的干细胞或经培养的脂肪源性干细胞与注射脂肪相结合的再生医学技术，乳房重建有望更好地得到普及。

使用脂肪注射进行乳房重建的情况包括：保乳术后乳房畸形的修复、假体及皮瓣重建后的调整、皮下乳腺全切术［保留乳头的乳房切除术（nipple-sparing mastectomy，NSM）/ 保留皮肤的乳房切除术（skin-sparing mastectomy，SSM）］、乳房切除术后的全乳房重建、正常乳房增大术等。本章将介绍手术前后进行体外式乳房扩张器扩张，为移植床营造良好的环境，并分阶段进行有效的脂肪注射，最终完成全乳房重建的方法。

① 适应证和禁忌证

关于接受治疗的患者

- 乳腺癌术后无局部复发或远处转移，治疗状况稳定（化疗、分子靶向药物等治疗已结束，仅继续进行激素疗法）。
- 有基础疾病或既往病史时，应保持良好的治疗后状态。
- 必须严格忌烟。
- 适当的体重管理（既不太胖，也不太瘦）。
- 对采取脂肪注射进行乳房重建已经充分了解和同意（如果治疗效果不佳，也有可能改用其他治疗方法）。

重建乳房的情况

- 保留乳头乳晕、乳房皮肤和皮下脂肪的病例容易重建［（NSM > SSM > 乳房切除术（total mastectomy，Bt）］。
- 皮下瘢痕较少的病例容易重建（需确认乳腺癌术后的血清肿、血肿、皮肤坏死等情况）。
- 没有胸大肌缺损，胸大肌较厚的病例比胸大肌较薄的病例更容易重建。
- 与放射治疗的病例相比，未进行放射治疗的病例更容易重建。考虑放射治疗病例时，应在放射治疗后间隔 1 年以上进行重建。
- 应在乳房切除后 6 ~ 12 个月再考虑重建。重建前瘢痕已稳定，最好呈现柔软和可捏起的状态。

脂肪采集部位的状况

- 腹部、大腿部、腰部等处有可以进行多次采集的脂肪。
- 在吸脂过程中，应注意有妊娠纹和妊娠斑的部位，这些部位的皮肤较薄。
- 对有腹部手术瘢痕的病例，通过腹部超声、CT 检查确认腹部有无疝气等异常情况。

② 术前计划

确认乳房、腋窝、胸部侧面的状态

在治疗前使用胸部 CT、MRI 影像、三维影像设备（VECTRA®, Canfield Scientific 公司生产）等计算出健侧乳房和重建乳房的体积，同时也要确定与乳房相邻的锁骨下区胸大肌萎缩情况、胸部侧面外观及腋窝凹陷状况。

根据治疗上的问题点，大致预测治疗次数，制定详细的治疗计划。VECTRA® 对于患者的视觉评价具有临床价值（图 12-1）。在胸大肌没有萎缩和皮下脂肪较厚的部位，脂肪注射较为容易。

预测注射脂肪的存活率和治疗次数

注射脂肪的成活率因脂肪采集部位、采集和纯化方法、注射方法、移植床条件、术后护理、患者年龄、基础疾病及身体状况等的不同而异。为了提高脂肪成活率，须优化的重要因素包括：选择合适的患者、移植床的准备、注射脂肪的选择、注射方法和移植时的手术技巧，以及术前和术后管理。如果治疗得当，纯脂肪注射的成活率一般为 40% ~ 50%。

1 次手术可注射的脂肪量取决于乳腺癌术后创面的状态、体形和体重，作者所在科室的注射量通常为 150 ~ 250 mL。如果这些注射的脂肪成活率达到 50%，那么在 1 次手术后可以达到 75 ~ 125 mL 的组织增大效果。如果健侧乳房与重建乳房的体积差为 250 mL 的话，预计 2 次手术即可完成重建。当体积差超过 250 mL 时，通常需要 3 次以上的脂肪注射。除了体积差外，移植床的状况对治疗次数也有很大影响。

脂肪注射的治疗计划

多次进行脂肪注射是为了控制重建乳房的形状和大小。根据以往的经验，注射的脂肪中未成活的部分会逐渐被吸收，最终术后 1 年左右，重

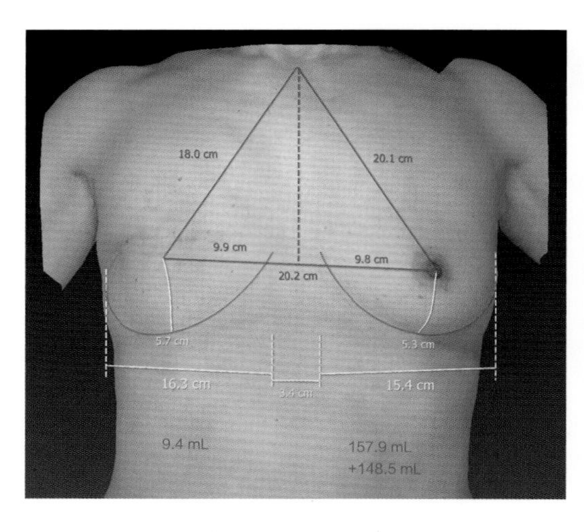

术前用 VECTRA® 测量重建乳房和健康乳房之间的容量差（= 缺损量）

健侧（左）乳房容量：157.9 mL
重侧（右）乳房容量：9.4 mL
与健康乳房的容量差约等于 150 mL
（假设）
· 两次手术即可完成
· 成活率约 50%（通常成活率：40% ~ 50%）

预定脂肪注射量(mL)=[缺损量 ÷ 2] × 2

在一次手术中实现目标量增加 预定脂肪注射量 150 ÷ 2 × 2=150mL
成活率约 50%

应用三维图像诊断设备（VECTRA®），术前测量健侧乳房与重侧乳房的容量差。图中的病例显示出重侧乳房和健侧乳房之间有约 150 mL 的容量差。在乳房重建完成前共进行 2 次脂肪注射，假设手术后的脂肪成活率约为 50%，那么 1 次手术的脂肪注射量约为 150 mL。

注射脂肪的成活率受移植床的状况、注射脂肪的性质和数量，以及术前和术后的护理措施等因素的影响。

图 12-1 脂肪注射前的治疗计划

建乳房的形状和大小才会稳定下来。反复进行脂肪注射时，两次注射最好间隔 1 年以上的时间，但是 1 年时间对患者来说会感到时间过长。在临床上，下一次治疗的最佳时机通常是在间隔 6 个月后，注射后的乳房皮肤肿胀消退并变得柔软可移动时，即可再次注射。图 12-2 为采用脂肪注射进行全乳房重建的治疗方案。

③ 使用体外式乳房扩张器

在脂肪注射手术前，使用体外式乳房扩张器（Brava®）对胸大肌内、胸大肌下及皮下脂肪持续施加负压，可以增加这些移植床的血液灌注，降低组织内压，扩大移植空间，增加脂肪注射量。另外，术后也可用于使移植脂肪处于静止状态。

使用体外式乳房扩张器可以提高注射脂肪的成活率，但由于使用扩张器会引起瘙痒、疼痛和接触性皮炎等，因此国外许多医生对 Brava® 持否定态度，不推荐使用该产品。扩张器的安装对患者来说很麻烦，并且负担较大。但是适用于此方法的患者大多身材较瘦，在这种情况下，脂肪的采集部位和采集量都受到限制。为了在较薄的移植床上进行脂肪注射，并提高其成活率，使用体外式乳房扩张器有较大的益处。

Brava®

Brava® 系统通过持续施加恒定的、较小的负压（15 ~ 30 mmHg，1 mmHg=133.322 Pa），达到扩大组织体积，降低间质压力和增加血流的作用。Khouri 等报道，通过每天佩戴 10 h Brava®，脂肪注射隆胸的成活率为 82% ± 18%，并扩大了移植床的容量。该研究者认为，为了进行 250 mL 以上的大容量的脂肪注射，Brava® 是必不可少的。但是，2016 年以后，Brava® 在全球范围内无法使用的状况仍在持续。

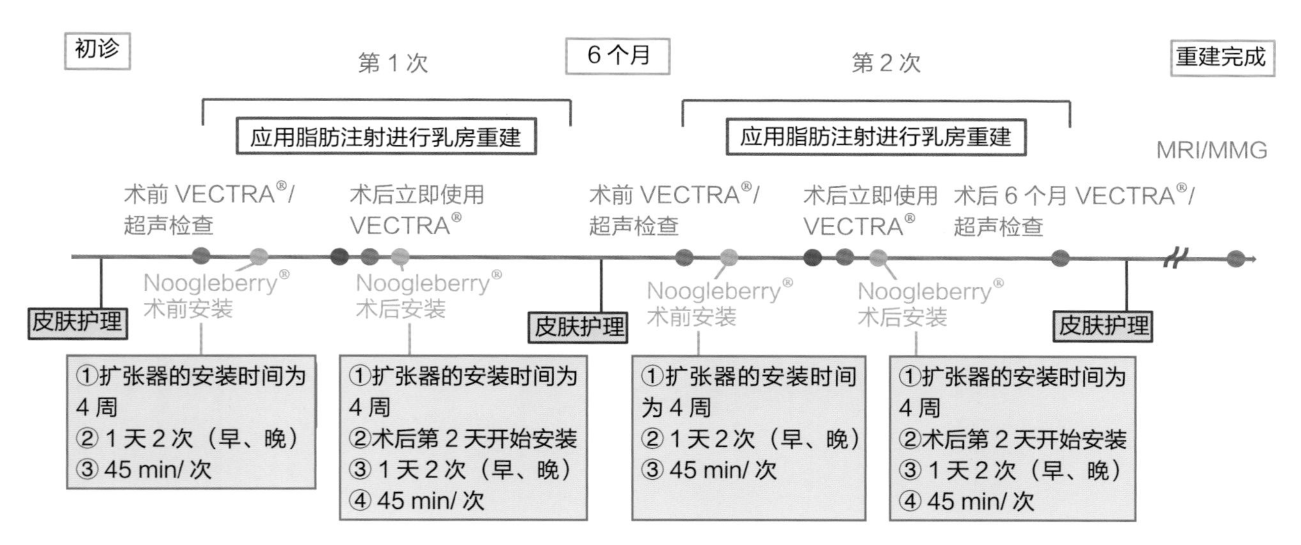

当通过脂肪注射进行全乳房重建时，在脂肪注射前首先使用 VECTRA® 从多角度观察乳房的缺损和变形情况。之后使用 VECTRA®、胸部 CT 和 MRI 计算健侧乳房与重建侧乳房的容量差。应用超声检查还可以了解移植床的情况。脂肪注射前后各佩戴 4 周 Noogleberry®。脂肪注射通常间隔 6 ~ 12 个月后进行，并可以重复进行，直到达到理想的容量。每次脂肪注射后，须在术后 6 个月进行 VECTRA® 成像和超声检查评估治疗效果。在不使用 Noogleberry® 期间，为了改善重建乳房的皮肤状况，可以在洗澡后涂抹皮肤保护用品。

图 12-2　使用体外式乳房扩张器（Noogleberry®），并通过脂肪注射进行乳房重建的治疗方案（间隔 6 个月注射脂肪时）

Noogleberry®

目前，在日本可使用的扩张器只有英国制造的 Noogleberry®（Noogleberry 公司制造）。Noogleberry® 系统的基本结构非常简单。将聚氨酯制成的软环固定在圆形穹顶上，通过延长的 T 形管与手泵连接，用以保持负压（图 12–3）。由于它是由塑料圆顶制成，所以不能随着胸壁的形态而变化，但是通过附带的软环可以提高对胸壁的黏附性。另外，由于配件价格便宜，因此圆顶的尺寸也可以随着重建乳房尺寸的增加而增加。

由于采用手泵的原因，所以 Noogleberry® 很难长时间佩戴。1 天 2 ~ 3 次（早上 1 次，晚上 1 ~ 2 次），每次使用时间为 45 min 左右。术前，从 4 周前开始佩戴 Noogleberry®，直到手术当天早上。许多使用 Brava® 的患者出现了不同程度的接触性皮炎等皮肤问题，而使用 Noogleberry® 则非常罕见。

4 吸脂和脂肪注射的基本技术

术前准备

① 麻醉

手术在全身麻醉下进行。少量吸脂和小范围的皮下脂肪注射可以在局部麻醉下进行。但在胸大肌内和胸大肌下进行注射时，用于缓解疼痛的局部麻醉量也会增加，结果导致脂肪注射量减少。为了安全起见，最好是在全身麻醉下进行手术。

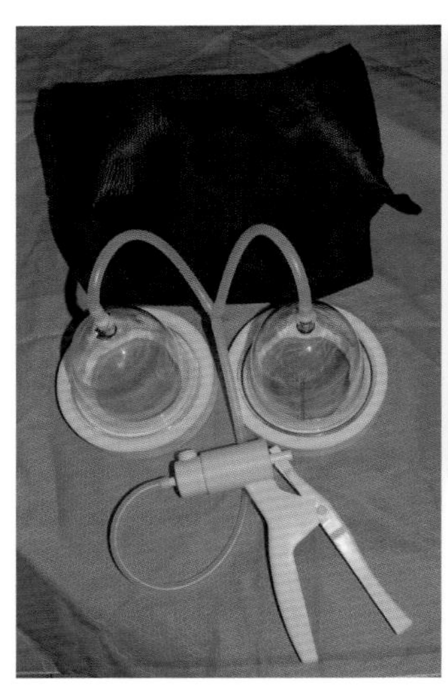
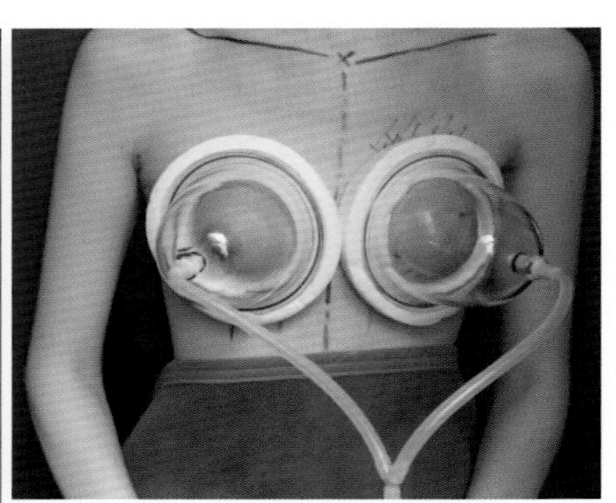

通过 T 形管连接手泵和穹顶。圆顶不具有可变性，将软环安装在圆顶上，通过负压使其与乳房皮肤紧密贴合。乳房全切除后胸壁凹凸不平明显时，术前可能很难佩戴。但如果注射脂肪后胸壁变得平坦，则在保持密闭的前提下可以佩戴。

图 12–3　Noogleberry® 系统

② 体位

手术中的体位、上肢位置非常重要。上肢采取 90°外展位时，可以允许术者站在患侧，便于注射。但是在皮肤缺损较大、胸肌萎缩较严重的情况下，乳房皮肤和胸大肌的张力会增加。为了增加脂肪注射的总量，最好减少胸大肌的张力，此时可以将上肢与躯干平行放置（图 12–4）。

③ 消毒

通过彻底的消毒操作，对使用的器械和患者身体表面进行消毒，以保持手术区域处于无菌状态。为了防止感染，采集的脂肪在注射之前不要暴露在空气中。为此，从吸脂到注射脂肪的全过程都要在密闭的环境中进行。在脂肪转移到注射器、套管、收集瓶等操作时，要注意避免接触空气。

吸脂

① 设计

术前在站立位进行吸脂设计（图 12–5）。小切口设计部位为：腹部在脐部和腹股沟处，大腿部在从腹股沟处，后部在下臀沟处，腰部在脊柱正中处。使用油性红色记号笔标记小切口。在进行腹部吸脂区，为了改善美观问题，要标记腹直肌内外侧边缘，以及下腹部、侧腹部及腰部脂肪堆积明显的部位。大腿部有明显的脂肪组织和凹陷的部位也要做好标记。

② 放置皮肤保护器

在抽吸套管插入部位注射含肾上腺素的 0.5% 利多卡因 ® 注射液进行局部麻醉后，用 11 号手术刀按术前设计做小切口。为了避免套管对皮肤的压迫，切口处放置皮肤保护器（套管保护套），并用 4–0 尼龙线缝合固定（图 12–6）。

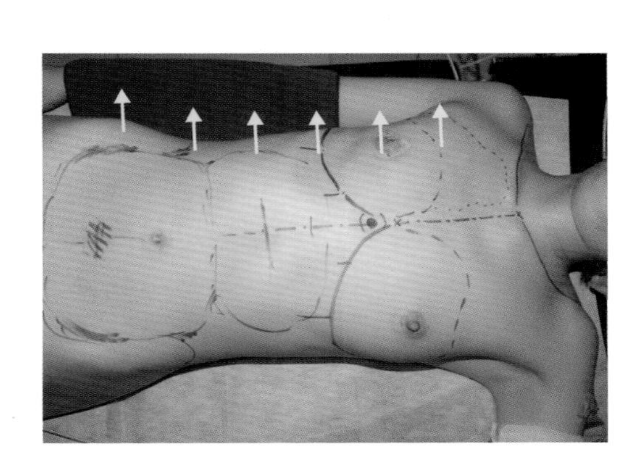

将重建侧上肢沿着躯干放置，可以缓解胸大肌的张力，容易注射脂肪（黄色箭头）。

图 12–4　脂肪注射时上肢的体位

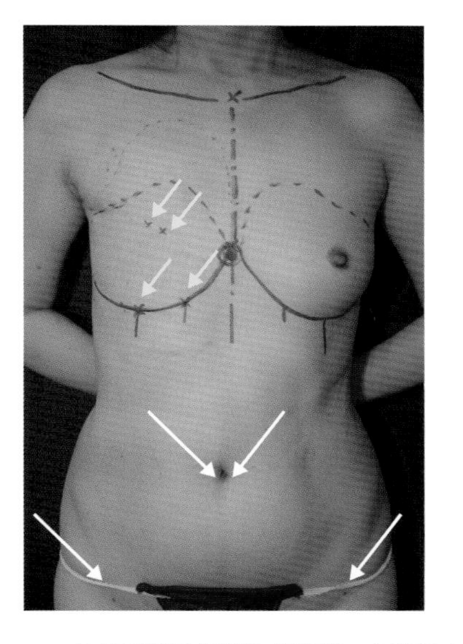

如果吸脂采集部位在腹部，在脐部内的 2 处（9 点、3 点方向）和腹股沟中间的 2 处（左、右）进行 5 mm 的小切口设计。如果在大腿前面，采用同样的腹股沟小切口设计（白色箭头）。

在乳房全切术后的脂肪注射时，从乳房下皱襞至外侧部位的 2～3 处和手术瘢痕内的 1～2 处进行小切口设计（黄色箭头）。

用红色记号笔标记切口线，以免造成手术性文身。

图 12–5　吸脂和脂肪注射的术前设计

③ 肿胀麻醉

在抽吸脂肪之前，为了增加脂肪组织张力，便于进行脂肪采集，同时发挥止血效果，以 1% 利多卡因 ® 注射液 20 mL ＋生理盐水 1000 mL 作为肿胀液，置于加压袋中进行皮下浸润麻醉。

④ 脂肪采集

通常使用手动注射器进行脂肪抽吸。在 60 mL 注射器的内筒上安装制动器，在前端部分安装抽吸套管，施加负压后进行脂肪采集。

当需要大量的脂肪时，可以使用电动抽吸装置更为高效地采集脂肪。抽吸的难易程度因患者的采集部位、年龄以及肥胖程度不同而有所差异。由于瘢痕的存在，从同一部位重复采集脂肪难度较大。

脂肪的纯化

从采集到的抽吸物中纯化脂肪的常用方法包括：(1) 将吸出的脂肪放置在注射器中垂直静置；(2) 通过离心作用进行离心分离；(3) 通过过滤器（Puregraft®）进行清洗。

脂肪注射

① 设计

术前站立位时，乳房、胸壁的标志用油性黑色记号笔标记，脂肪注射的刺入部位用红色记号笔标记（图 12-5）。如果用油性黑色记号笔标记注射脂肪的刺入部位，就会造成手术性文身。

② 向注射器内填充脂肪和制备注射口

将离心分离纯化后的脂肪组织从 50 mL 的带锁定式卡扣的注射器转移到 2.5 mL 或 5 mL 的带锁定式卡扣的注射器中，在前端安装一个长度为 15 cm 的科尔曼脂肪注射套管 ®（内径 1.0 mm，Johnson & Johnson 公司制造）。在使用含有肾上腺素的 1% 利多卡因进行局部麻醉后，用 18G 注射针在乳房下皱襞、乳晕边缘、手术后瘢痕等处制备注射套管入口。

③ 脂肪注射

采用钝头 1 型科尔曼套管，由深层向浅层，依次由胸大肌下、胸大肌内、皮下脂肪层的顺序进行少量注射。为了避免出现皮下硬结、囊肿及钙化等脂肪坏死的表现，用科尔曼技术以画细线的方式进行注射。

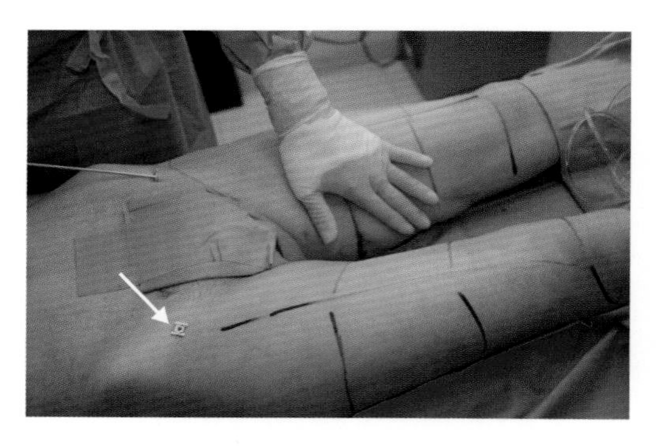

将皮肤保护器（套管保护套，Masaki Skin Protector）用 4-0 黑色尼龙线在皮肤小切口处缝合固定。通过该保护器进行肿胀麻醉和吸脂（右侧腹股沟处白色箭头为皮肤保护器）。

在皮下注射肿胀麻醉液（含有利多卡因 ® 的生理盐水）后，皮肤肿胀并变白（左下肢）。然后将一侧分成 6 个区域进行吸脂。

图 12-6 放置皮肤保护器

首先，沿着胸大肌纤维的走行方向进行注射，目的是将一半以上的注射量从乳房下皱襞一侧注射到胸大肌下段或胸大肌内（图 12-7）。在乳腺癌手术中，胸大肌内和胸大肌下通常不涉及，是血液循环良好的移植床。但是，在最需要厚度的下皱襞附近的乳房下极，由于胸大肌较薄，难以增加注射量。

完成注射后，用 6-0 尼龙线缝合注射口。目的是为了安装体外式乳房扩张器，以保持术后重建乳房的负压状态，并防止注射的脂肪漏出。

④ 松解皮肤和皮下瘢痕

当皮下瘢痕限制注射套管插入或注入脂肪时影响向周围扩展，可以使用前端弯曲的 18G 注射针，在逐渐改变部位的同时划开皮下瘢痕以去除其限制（图 12-8）。操作时用皮钩将皮肤勾起，拉紧瘢痕（图 12-9）。为防止瘢痕松解后无法形成有效腔隙，可以将瘢痕穿刺成蜂窝状。皮肤表面瘢痕、皮肤缺乏以及皮下萎缩，常导致皮肤延展性不佳。对此，可以使用 18G 注射针在乳房皮肤上刺多个分布均匀的小孔，提高皮肤的延展性。

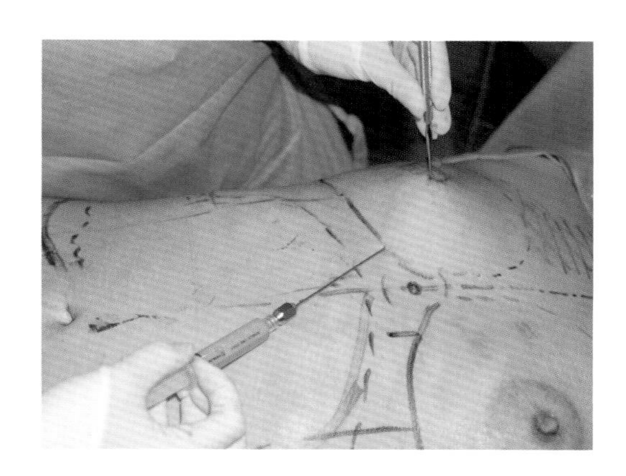

从乳房下皱襞的注射口沿着胸大肌纤维向胸大肌下或胸大肌内注射脂肪。注射是从深层到浅层逐渐改变层次来进行的。使用皮钩可以进行多层注射。沿着肌纤维向胸大肌内和胸大肌下注射脂肪后，接着从乳晕边缘向皮肤浅层进行放射状、多层及多方向的脂肪注射。

图 12-7 脂肪注射的实际操作

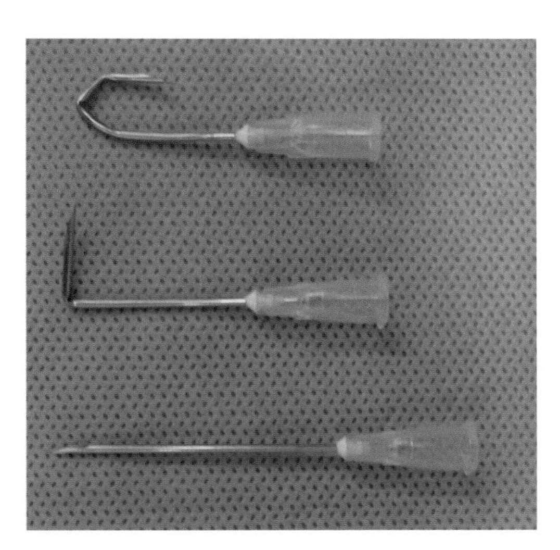

以上注射针头可以用于松解乳房部位皮肤瘢痕和皮下瘢痕。过度使用可能会导致针头弯曲部位的锋利度变差或断裂，使用时必须加以注意。

图 12-8 18G 注射针头

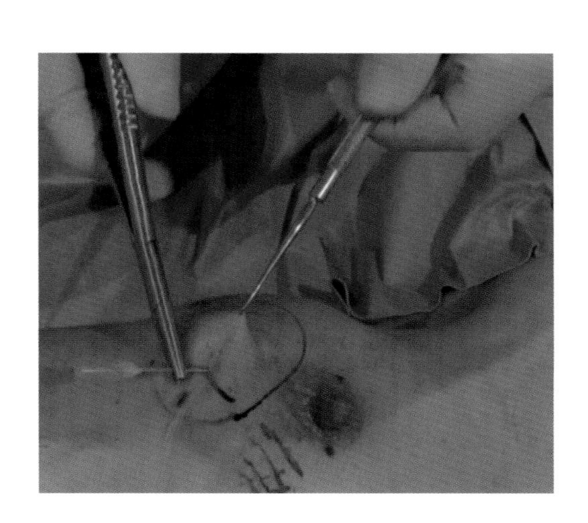

用皮钩将乳房皮肤勾起的同时，用前端弯曲的 18G 注射针划开乳房处的皮肤瘢痕和皮下瘢痕。

图 12-9 松解乳房皮肤瘢痕和皮下瘢痕

⑤ 监测组织内压

脂肪注射结束时机的判断非常重要。在注射口注入的脂肪开始漏出，乳房皮肤变成橘皮样（peau d' orange）时，表示已经因注射过多而处于张力较大的状态。需要在恰当的情况下结束脂肪注射。笔者所在科室在 A-line 监视器上连接留置针，在脂肪注射前后测量组织内压，以免造成组织张力过大。组织内压最好保持在 9 mmHg 以下，但对于皮下瘢痕较多的病例，在注射初始时，压力多在 10 mmHg 以上。在松解皮下瘢痕的同时进行少量地注射，并密切关注数值的变化，在内压不过度上升的情况下完成注射。

5 术后处置和并发症及其对策

脂肪注射后，乳房立即变硬并出现肿胀。术后经过 2 个月，肿胀现象会有所改善，乳房触摸起来变得柔软。脂肪注射后，移植脂肪中一些不成活的部分会被吸收，而另一些成活的部分则构筑为新的脂肪组织。作者认为，重建后乳房的大小和形状一般要到术后 6 个月才能稳定下来，而且术后变化会持续 1 年左右。注射后的脂肪组织最初从组织间液中获得营养，之后移植床的皮下脂肪、胸大肌、筋膜间的血管新生及血液循环逐渐恢复，使移植脂肪成活。为了提高脂肪的成活率，术后第 1 个月的术后处置非常重要。

术后处置

① 脂肪注射部位的局部静养和皮肤护理

术后应穿着由棉质材料制成的内衣（hospitable long®，KEA 工房制造），避免过度压迫。3 个月后允许穿无钢圈胸罩。Noogleberry® 可以在术后第 2 天开始使用。

通过脂肪注射重建的乳房整体是肿胀的，并会从缝合注射口的针孔中有渗出液渗出。在 Noogleberry® 软环安装部位发生接触性皮炎等时，可以使用含类固醇外用药物治疗。注射前后皮肤感觉没有变化。术后左、右侧乳房的形状和大小可能略有差异，但是很少发生皮肤问题。从术后第 2 天开始允许淋浴（包括切口处），并应指导患者在整个乳房皮肤上涂抹保湿霜。

② 患侧上肢的制动

胸大肌的血液循环良好，为脂肪注射提供了良好的移植床。为了提高脂肪的成活率，重建后需要对患侧上肢进行制动。请患者在术后 10 天内有意识地限制患侧肩关节的运动，之后允许正常使用上肢。

在术后 2 个月内避免使用胸大肌进行剧烈运动。

③ 采集部位的压迫固定

术后使用腹带，对腹部供区适度加压包扎，使用弹力绷带对大腿部供区适度加压包扎。手术后 3 周内应保持压迫固定。吸脂后的皮下瘀斑通常在 3 周左右会自行消退。

并发症及其对策

① 气胸

脂肪注射后的并发症较少见，术后早期应该注意气胸。因胸痛或呼吸困难等症状怀疑是气胸时，应立即进行胸部 X 线检查，并请呼吸内科和外科医生会诊。

② 感染和出血

合并感染的情况较少。需要注意的是，放射治疗等原因可以导致皮下瘢痕增生明显，如果脂肪注射过于集中，就会增加感染的风险。由于脂肪注射后最初对于没有血液循环供养的状态，所以手术时保证无菌操作，为了防止术后感染，术后要持续口服抗生素药物 1 周。

术后可以进行正常的日常生活，但应嘱患者放松心态，并进行充分休息。如果脂肪注射部位出现红肿并持续疼痛，应来院治疗，并将口服抗生素药物改为静脉注射进行治疗。如果出现化脓的情况，感染可能会扩展到整个乳房，此时应尽可能将移植的脂肪从注射口中排出。由于在肿胀液中添加了肾上腺素，所以手术后的乳房很少会立即出现出血和水肿。

③ 脂肪坏死

脂肪坏死是术后数月至更长时间后发生的并发症，可以导致硬结、含油囊肿、钙化等。在通过脂肪注射进行重建后，如果触摸到皮下肿块，应在超声或 MRI 进行成像评估后，通过穿刺或抽吸去除。需要再次进行脂肪注射时，应延长时间间隔。

④ 脂肪供区并发症

供区最常见的并发症是抽吸后局部凹凸不平。该并发症好发于皮下纤维含量较高和皮下脂肪较硬的部位。在腹部脐周和大腿后侧应特别注意。当从腹部皮肤松弛或妊娠纹明显的部位进行抽吸后，腹部的松弛或皱纹会更加明显，应在手术前向患者说明。如果局部异常明显，该部分应在下一次手术时进行抽吸。被过度抽取的部位可以用脂肪注射进行矫正。

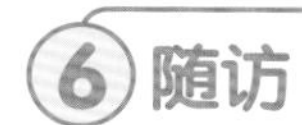

⑥ 随访

术后第 7 天拆除缝线，术后第 2 个月、第 4 个月、第 6 个月来院复查。

每次复查都要进行视诊和触诊，以确定重建部位和脂肪采集部位的状况。还要通过超声检查观察注射后的脂肪存活状况。通常会观察到直径 1 ~ 2 mm 分散的小囊肿。大于 5 mm 的较大囊肿，很有可能是因为在一处注射量过多所引起。不熟练的注射技术、周围严重的皮下瘢痕以及过快过量注射等原因，均可能导致这种情况的发生。

如果该部位需要再次注射，应先通过穿刺和抽吸去除。在门诊继续进行触诊和超声随访，间隔超过 1 年之后，待瘢痕成熟、组织变软后再进行下一次脂肪注射。

7 病例介绍

【病例1】38岁女性，保留乳头的右侧乳房切除术后

患右侧乳腺癌（浸润癌），曾行 NSM+ 前哨淋巴结活检（sentinel lymph node biopsy，SLNB），并辅以激素疗法（图 12-10a）。术后 3 年，开始采用脂肪注射进行乳房重建。

手术前后使用 Noogleberry®4 周［每次 40 min，每天 2 次（早、晚）］。第 1 次手术时注射了从大腿后部抽取的 246 mL 脂肪，乳房局部皮肤和皮下瘢痕增生较严重，使用 18G 注射针和科尔曼注射套管（“V” Dissector，Johnson & Johnson 公司制造）在松解瘢痕后进行了脂肪注射（图 12-10b、c）。6 个月后进行第 2 次脂肪注射，以大腿前侧为供区，共注射 250 mL 脂肪（图 12-10d）。7 个月后进行第 3 次脂肪注射，以腹部为供区，共注射 202 mL 脂肪（图 12-10e）。

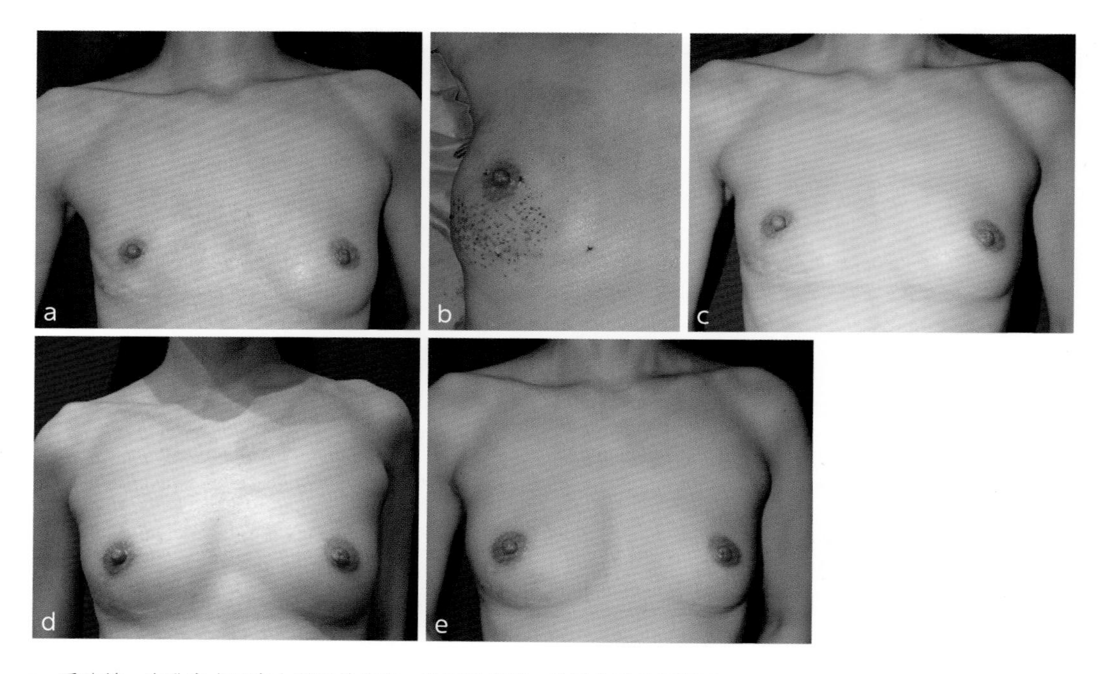

a：重建前。右乳房术区有大面积的瘢痕。皮下组织薄，肋骨外形显露明显。
b：第 1 次脂肪注射后。用 18G 注射针和科尔曼注射套管（“V” Dissector）松解乳房术区皮肤和皮下瘢痕，之后进行脂肪注射。
c：第 1 次脂肪注射（246 mL）后 6 个月。
d：第 2 次脂肪注射（250 mL）后 6 个月。
e：第 3 次脂肪注射（202 mL）后 6 个月。

图 12-10 【病例 1】38 岁女性，保留乳头的右侧乳房切除术后

【病例2】56岁女性，左侧乳房切除术后

患左侧乳腺癌（浸润癌），曾行 Bt+ 淋巴结清扫术（腋窝清扫术，axillary lymph node dissection，Ax），并进行了化疗和激素治疗，术后 3 年开始乳房重建治疗（图 12–11a）。

手术前后使用 Brava®4 周（每天 1 次，用时 8 h）。为避免 Brava® 引起接触性皮炎，使用外用药进行皮肤护理。纵向手术瘢痕较为严重，使用 18G 注射针将瘢痕组织松解（图 12–11b），在第 1 次手术时从大腿前侧采集脂肪，共注射 255 mL 脂肪（图 12–11c）。在第 2 次手术时，同样使用 18G 注射针松解术区皮肤伸展限制区和皮下瘢痕区（图 12–11d），注射了取自腹部的 234 mL 脂肪（图 12–11e）。2 年后进行第 3 次脂肪移植，在乳头乳晕重建的同时，注射了取自大腿后侧的 166 mL 脂肪（图 12–11f）。应用星形皮瓣（star flap）重建乳头。

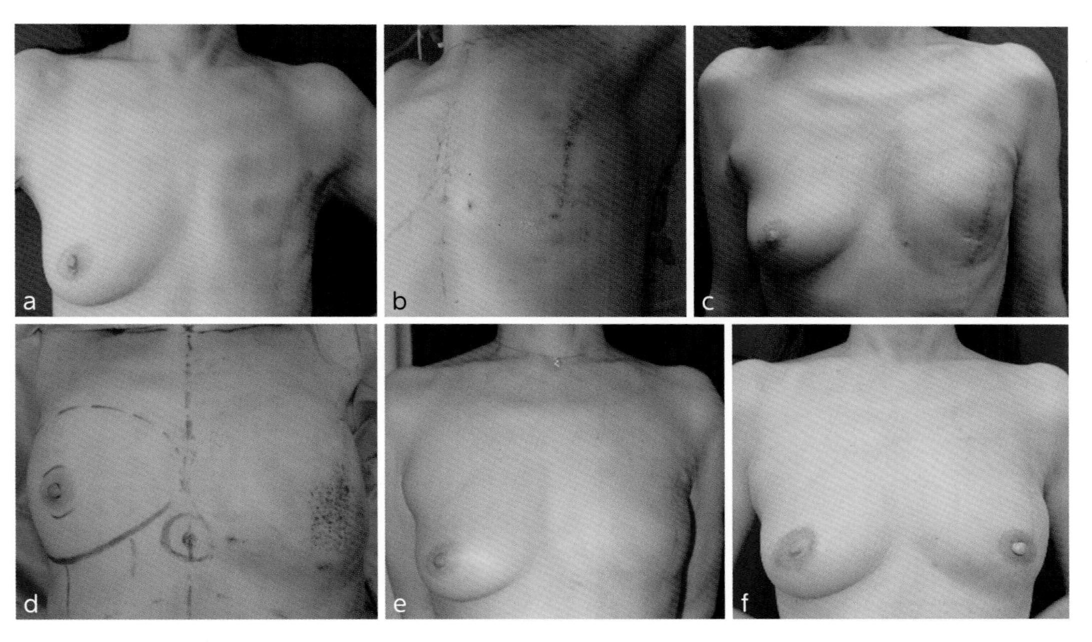

a：重建前。左侧乳房有纵向瘢痕。肋骨外形显露明显，皮下组织很薄，但可以捏起。
b：第 1 次脂肪注射后。使用 18G 针头松解由纵向瘢痕引起的挛缩，之后进行了脂肪注射。
c：第 1 次脂肪注射（255 mL）后 1 个月。为避免 Brava® 引起乳房皮肤发生接触性皮炎，使用类固醇外用药进行皮肤护理。
d：第 2 次脂肪注射后。应用 18G 注射针头松解术区皮肤伸展限制区和皮下瘢痕区，并进行脂肪注射。
e：第 2 次脂肪注射（234 mL）后 1 年零 3 个月。
f：乳头乳晕重建和第 3 次脂肪注射（166 mL）后 6 个月。乳房下部容量不足，乳房下皱襞不够清晰，今后计划通过埋线技术提升下方皮下脂肪来纠正这一问题。

图 12–11 【病例 2】56 岁女性，左侧乳房切除术后

【病例3】40岁女性，左侧乳房切除术和组织扩张术后

患左侧乳腺癌（非浸润癌），曾行Bt+SLNB，同期组织扩张术。乳腺癌手术后前胸的瘢痕宽度约为2 cm（图12-12a）。术后2年，开始通过脂肪注射进行重建。仅在术后使用Brava® 4周（每天1次，用时8 h）。

在第1次手术时，逐步排出组织扩张器（TE）（Natrelle® 67-133 MV-11，Allergan公司制造）中的盐水，总排出量为100 mL。从大腿后侧采集脂肪，在乳房皮下与包膜之间，注射脂肪210 mL（图12-12b）。在术后8个月进行第2次手术。切除乳腺癌手术瘢痕，并取出TE（图12-12c）。将左手置于胸大肌下腔隙内，确认皮下和胸大肌的厚度，并从切口边缘向各个方向注射总量为170 mL的脂肪（图12-12d）。脂肪采集部位为大腿前侧。1年零2个月后，通过改良C-V皮瓣和取自腹股沟区全厚皮片来重建乳头乳晕，同时将从腹部采集的100 mL脂肪向BDE区域注射（图12-12e）。术后1年，通过文刺技术对乳头乳晕复合体进行颜色调整（图12-12f）。

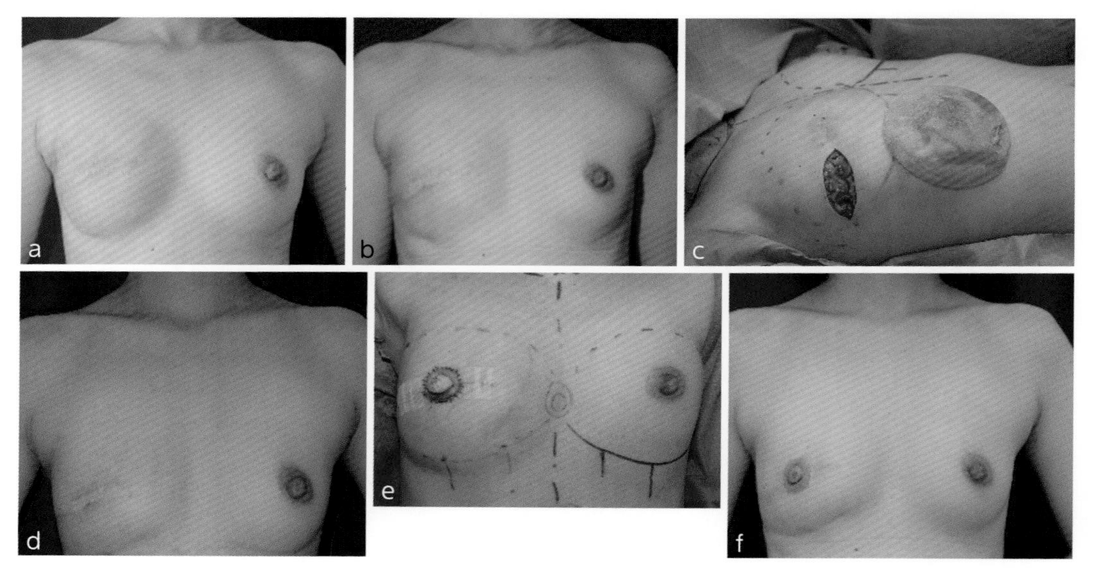

a：重建前。右乳房有横向的大面积瘢痕。已植入TE。
b：第1次脂肪注射（210 mL）后7个月。TE中的生理盐水已排出100 mL。
c：取出扩张器并进行第2次脂肪注射。仅从外侧切除乳腺癌手术瘢痕，取出胸大肌下TE。从这个切口边缘，向各个方向进行多层脂肪注射。
d：第2次脂肪注射（170 mL）后7个月。虽然重建乳房的大小和形态趋于良好，但发现BDE区域的容量不足。
e：乳头乳晕重建和第3次脂肪注射时。通过改良C-V皮瓣和全厚皮片进行乳头乳晕重建，在BDE区域进行了脂肪注射。
f：乳头乳晕重建和第3次脂肪注射（100 mL）后1年。通过文刺技术对乳头乳晕进行了颜色调整。目前容量仍显不足，需要持续观察效果变化。

图12-12 【病例3】40岁女性，左侧乳房切除术和组织扩张术后

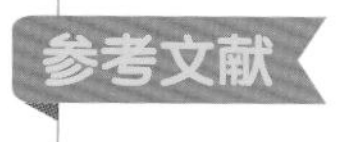

[1] Khouri RK, Eisenmann-Klein M, Cardoso E, et al: Brava and autologous fat transfer is a safe and effective breast augmentation alternative: results of a 6-year, 81-patient, prospective multicenter study. Plast Reconstr Surg 129: 1173-1187, 2012.

[2] Coleman SR, Saboeiro AP: Fat grafting to the breast revisited: safety and efficacy. Plast Reconstr Surg 119: 775-785 ; discussion 786-787, 2007.

[3] 佐武利彦 , 武藤真由 , 黄聖琥ほか : 自家組織による乳房再建 ; 二つのパラダイムシフト . 更年期と加齢のヘルスケア 14: 333-338, 2016.

[4] Satake T, Muto M, Kou S, et al: Bilateral breast reconstruction and pectus excavatum correction: a case and review of the literature. Euro J Plast Surg 2018 (in press).

[5] Satake T, Narui K, Muto M, et al: Endoscopic nipple-sparing mastectomy with immediate multi-stage fat grafting for total breast reconstruction: a new combination for minimal scar breast cancer surgery. Plast Reconstr Surg 142: 816e-818e, 2018.

[6] 志茂彩華 , 武藤真由 , 志茂新ほか : 失敗しない脂肪注入による乳房再建 . pp37-67, 医学と看護社 , 東京 , 2017.

[7] 佐武利彦 , 黄聖琥 , 武藤真由ほか : 脂肪注入による乳房再建 . 乳房オンコプラスティックサージャリー2 ; 症例から学ぶ手術手技 , 矢野健二ほか編著 , pp51-86, 克誠堂出版 , 東京 , 2017.

第三篇

乳房部位脂肪注射移植——个人应用方法介绍

第13章 脂肪注射移植结合乳房重建术的应用

素轮 善弘 | 京都府立医科大学医学院整形外科

要点

- 脂肪注射绝不是一种简单的手术技术，而是需要丰富的经验和周密的计划。正如 Khouri 等所说："脂肪注射类似于耕作，成功的关键在于 4S。" 4S 是指 soil（移植床）、seeds（移植脂肪的处理）、sowing（移植技术）和 support（术后处置）。在深入理解移植脂肪的成活机制后，应谨慎操作，并向患者提前告知可能发生的并发症，如因脂肪成活不佳导致的囊肿形成、纤维化、肿块和钙化等。
- 全面观察患者的临床过程，包括患者的主诉和体征，通过超声检查仔细观察注射的自体脂肪，是提高脂肪注射技术的基本方法。建议在诊室内常备一台超声设备，用于对脂肪移植病例进行术后随访。
- 在单纯注射脂肪不能解决问题时，也可以通过联合其他自体组织移植方法，或采用新的、更好的移植部位来获得更佳的解决方案。避免过度注射，准备好移植床条件，采取最为可靠的方法，根据实际情况调整移植方案，均是取得良好效果的关键。

引言

脂肪注射移植术（以下简称"脂肪注射"）可以克服常见乳房重建手术的不足，因此备受关注。该方法是一种损伤较小的外科手术技术，利用细的套管和小的皮肤切口抽吸脂肪组织，并将其注射移植到需要的部位。特别是在使用乳房假体进行乳房重建时，对部分组织缺损和高低不平的修复最为有效。脂肪注射绝非简单的技术，移植前须仔细评估接受移植组织的条件，否则将无法达到期望的效果。

通过提高各种注射技术，构建和选择良好的移植床，在三维空间内均匀地注射一定量的组织，可以实现安全且有效的容量增加。同时，在实际临床工作中，常出现无法进行脂肪注射的情况。而自体组织皮瓣移植区因血运丰富，也可以作为脂肪移植的良好受区。将脂肪移植与其他乳房重建术联合应用，可以使过去认为难以实现高质量乳房重建的病例也达到了较好的效果。利用自体组织皮瓣和脂肪注射的各自优点，弥补两种方法的不足，乳房重建的适应证将进一步扩大，乳房重建领域有望取得更多的进展。

在本章中，将介绍脂肪注射结合乳房重建术的应用方法。

① 适应证和禁忌证

适应证

- 对于使用硅胶乳房假体（silicon breast implant，SBI）进行乳房重建后的局部调整。
- 增加自体组织皮瓣的移植组织量，如背阔肌皮瓣和腹部皮瓣。
- 在仅通过脂肪注射进行全乳房重建时，需要确保皮肤有足够的松弛度，并且乳房的突度在 3 cm 以内。
- 脂肪采集部位可通过捏合测试或超声检查来评估是否可以进行抽吸。

禁忌证

- 不能理解或不能接受脂肪注射手术特点（例如，一次注射量有限，为了得到满意的结果，有时需要进行多次注射等）者。
- 怀疑乳腺癌局部复发或远处转移的病例（特别是伴有广泛导管内扩散患者或浸润性小叶癌患者，应慎重进行脂肪移植）。
- 未经乳腺科主治医师许可者。

② 术前准备

在 SBI 重建前要事先说明，术后可能会产生局部凹陷和波纹状变形。如果患者愿意，可以考虑应用脂肪注射来改善外观。向患者说明，采用自体组织重建时，如果局部组织就位困难或预计组织量不足时，可以通过联合应用脂肪注射来实现外观的调整。术前必须让患者理解，在大多数病例中，单次注射量有限，为了达到满意的效果，需要进行多次脂肪注射。特别需要注意的是，对于接受过放射治疗的病例，单次脂肪注射的效果非常有限。

在应用时间方面，脂肪注射一般会在进行全身麻醉下的乳腺癌切除术或更换假体时进行。如果效果仍不满意，可在乳头整形术或在乳头乳晕复合体进行文刺治疗时注明拟进行脂肪注射的部位。追加脂肪注射。

在术前必须进行标记，并根据所需的注射量，用分区域轮廓线进行标记（图 13–1a）。术中使用的手术台须可以保持 60° 的坐位，对此在术前要进行手术台调整测试。在 60° 坐位倾斜时，由于头颈部不稳定可能导致躯干轴线弯曲，进而导致无法准确评估胸部的对称性。为此，作者使用头套来确保对称性（图 13–1b）。从效果方面考虑，该装置的使用也是一种必要的术前准备。

③ 手术技术

吸脂

针对已经植入组织扩张器（TE）的病例，以在置换假体时进行脂肪注射的情况为例进行说明。

吸脂的首选部位是大腿部。由于该部位脂肪组织间质中的弹性纤维较少，因此可以采集到相对容易注射的脂肪组织（图 13–2a）。同时，由于手术部位远离脂肪供区，因此更容易在进行假体重建的同时进行脂肪采集，从而缩短手术时间。脂肪供区的第二选择是腹部，为了不影响后期使用腹部皮瓣，采用超声检查确定腹壁下动脉穿支的走行位置，尽量避开 Hartrampf 分类中的Ⅰ、Ⅱ、Ⅲ区（图 13–2b）。

如果需要 200 mL 以上的脂肪组织，且后期使用腹部皮瓣的可能性较低，则不需要限制腹部吸脂区。在背阔肌皮瓣移植联合脂肪注射的病例中，可以在侧卧位状态下对侧背部进行吸脂（图 13–2c），之后恢复仰卧位，必要时可从腹部或大腿部追加吸脂。

脂肪抽吸时局部应用肿胀麻醉。在全身麻醉下进行吸脂时，将含有肾上腺素的 1% 利多卡因溶液用生理盐水稀释 10 倍后使用。在局部麻醉下进行吸脂时，为了减轻疼痛，可适当提高利多卡因浓度，进行 3 倍稀释。注意利多卡因和肾上腺素的总给药量分别不超过 500 mg 和 1 mg。根据患者的疼痛阈值调整稀释倍数。根据抽吸量与肿胀液体积的对应关系，倒推计算出大概的脂肪采集量。尽量不要超过给药限度。如果抽吸量在 100 mL 以下，可以使用带卡扣装置的抽吸用注射器抽吸。如果抽吸量在 100 mL 以上，则使用负压吸脂器进行吸脂。每一个脂肪细胞都由血管进行滋养（图 13-2d）。尽量在不损害这些营养结构的情况下采集脂肪细胞，并且尽可能在较低负压下进行脂肪采集。

为了避免对脂肪细胞造成物理性损伤，吸脂

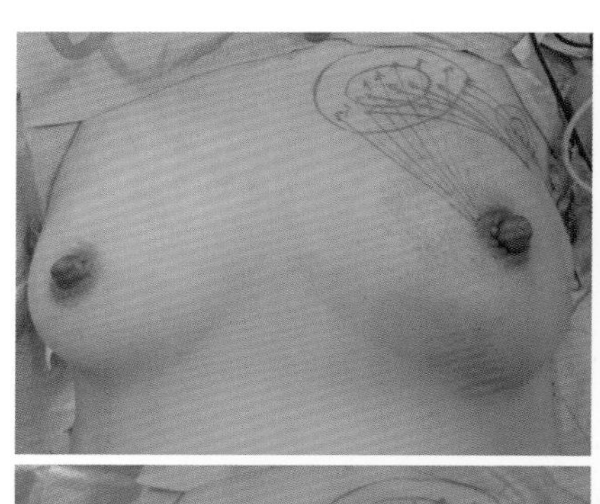

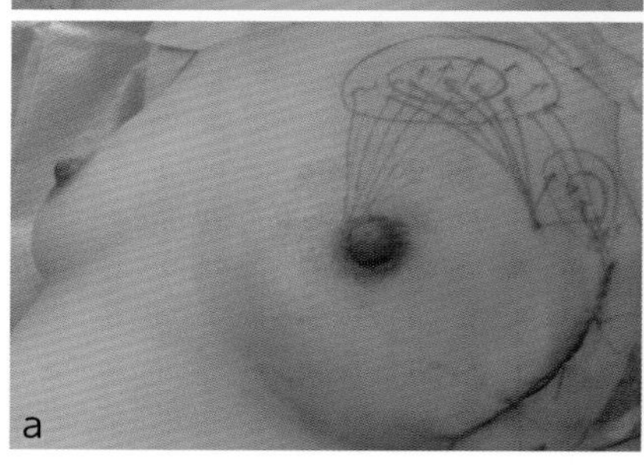

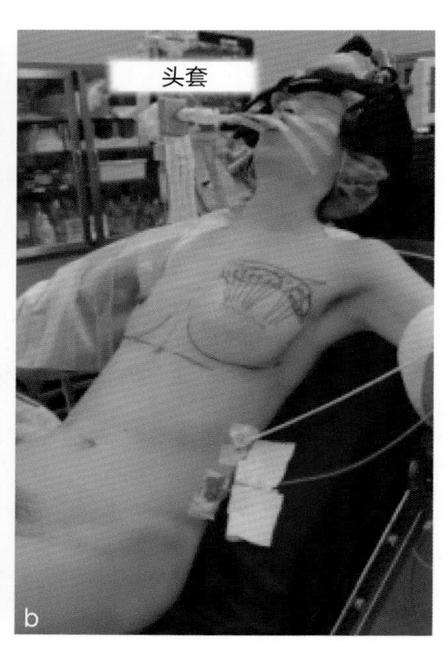

a：根据所需的注射量，采用分区域轮廓线注明脂肪注射部位，还应注明从注射口开始的计划注射路线。
b：为了防止躯干轴线弯曲，可使用头套装置。在手术过程中，手术台至少可以向上抬高 60° 。头套的应用对于保证安全也很重要。

图 13-1　**术前准备**

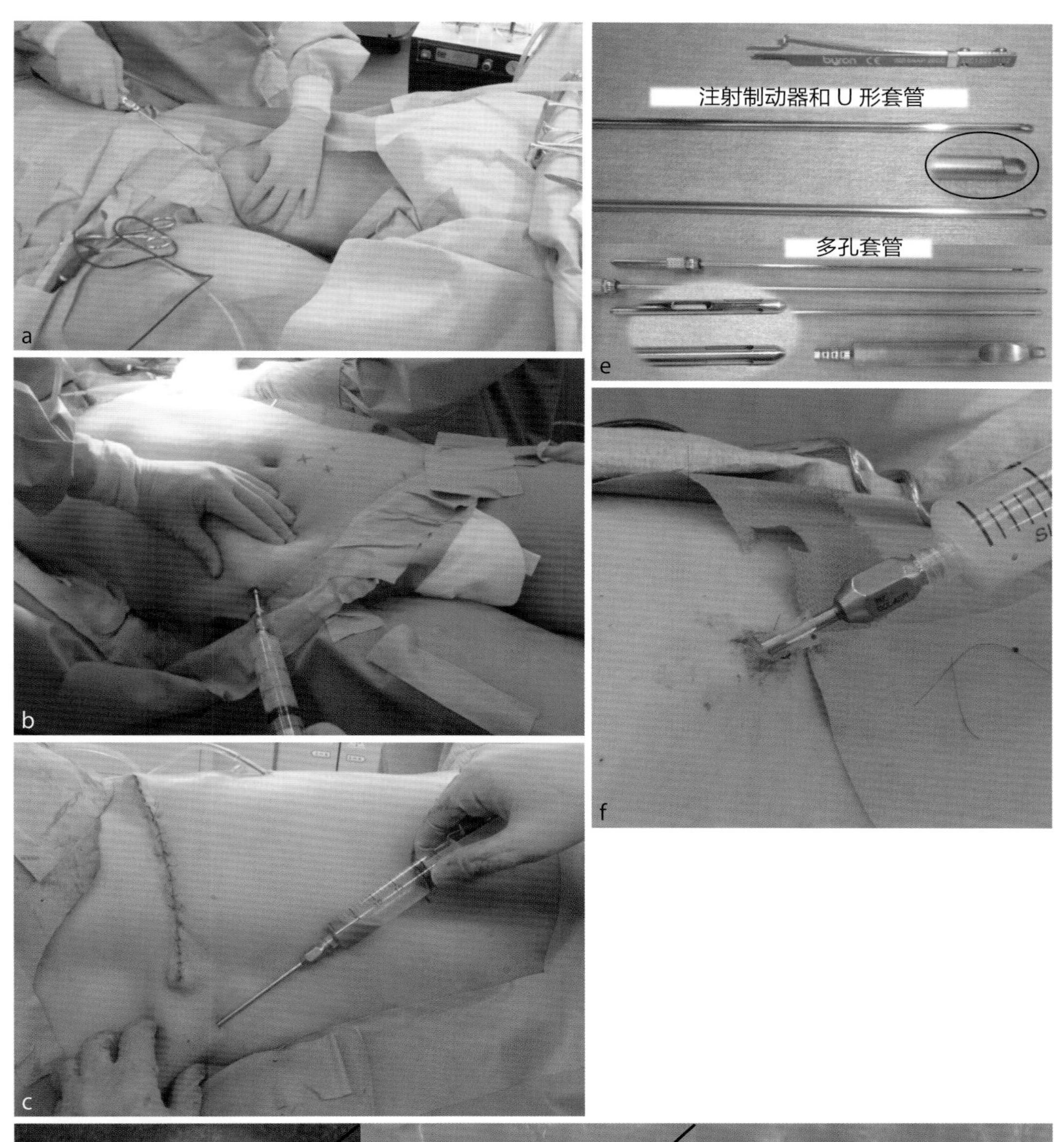

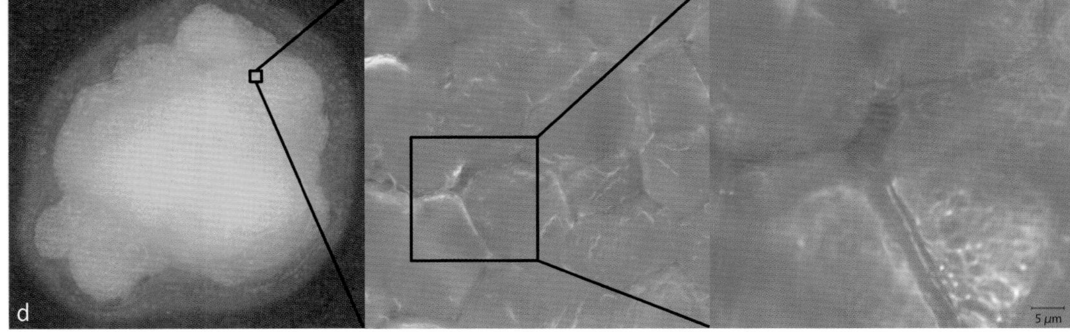

a：从大腿内侧吸脂。
b：从腹部吸脂。
c：从背部吸脂。
d：抽吸的脂肪组织及其放大图像。脂肪细胞之间的毛细血管错综复杂。
e：作者使用的吸脂 / 注射器械。
f：用输液管制成的皮肤保护器。

图 13-2　**脂肪采集和纯化**

用的套管通常采用外径约 3 mm 的 U 形套管。在需要大量抽吸时，可以使用梅赛德斯 3 孔套管（图 13–2e）。在不明显的部位沿着皱纹做一个最小限度的切口插入套管。在腹股沟处做切口时，要注意充分避开股动脉搏动部位。可以使用皮肤保护器，避免套管引起的皮肤挫伤和擦伤。如果没有商业化皮肤保护器，也可以一段输液管代替（图 13–2f）。

实际的脂肪抽吸是按照从距离小切口远端到近端的顺序进行。通常用一只手握住抽吸套管进行抽吸，另一只手感受抽吸部位皮下脂肪层的厚度和质地（图 13–2a ~ c）。在抽吸深层脂肪组织时，应用对侧手捏住脂肪组织，使其远离筋膜。通过以不断滚动的感觉移动抽吸管，可以均匀地抽吸脂肪，进而避免局部凹凸不平。

抽吸完成后，由抽吸部位远端到抽吸口处，用纱布卷成圆柱状进行滚压，充分排出残留在采集部位的肿胀液后，用 6–0 尼龙线仔细缝合。

吸出的脂肪的处理

采集到的脂肪中含有水分（肿胀液和血清）、血细胞和油脂，为了提高移植细胞的纯度，需要进行离心分离。采集后立即进行倒置分离（图 13–3a），之后将脂肪转移到离心机中。过度离心会对脂肪细胞造成物理性损伤。常规设定离心机转数为 1500 r/min，时间为 2 min（图 13–3b）。

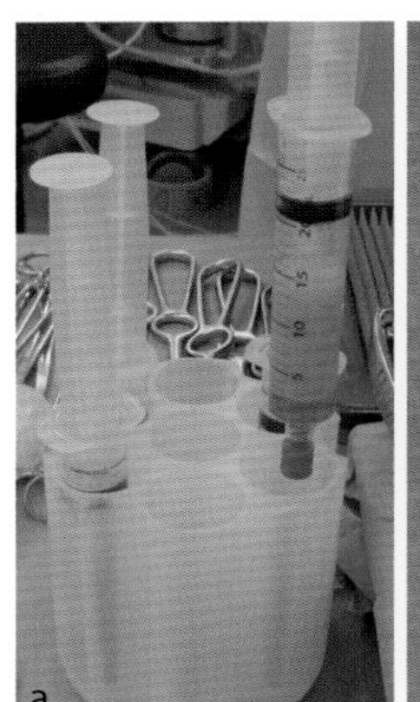

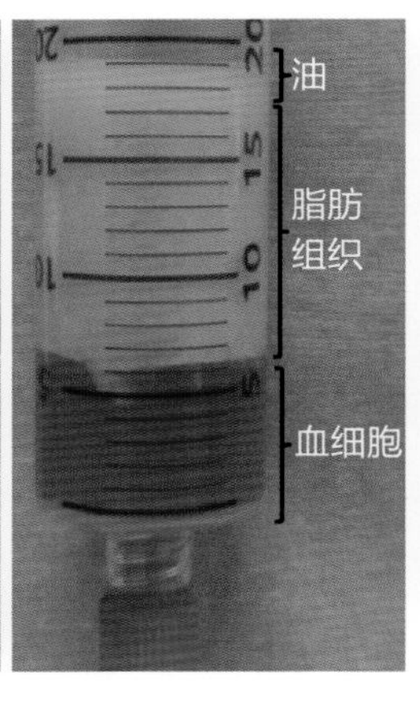

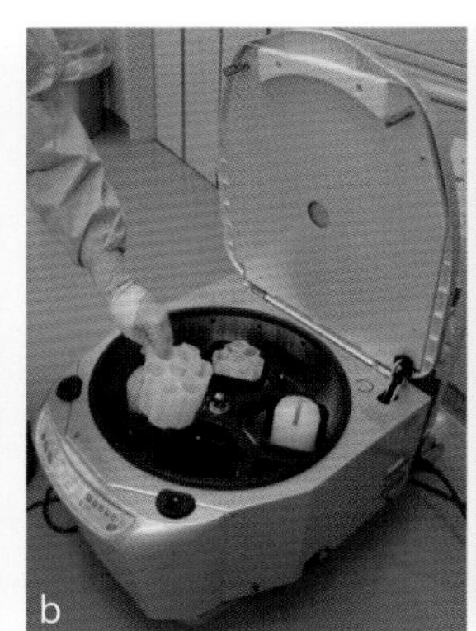

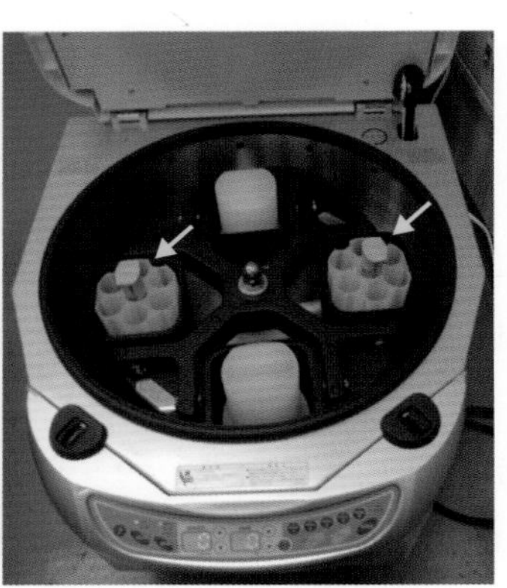

a：通过倒置分离使液体和脂肪组织自然分离到一定程度后，使用离心机进一步去除油脂和血细胞。
b：在使用离心机时，也应尽量保持机身内部温度较低，并用胶带密封，避免接触空气（箭头）。

图 13–3　**脂肪处理**

吸出的脂肪要保持低温，以降低脂肪细胞的代谢和酶的活性，制备好后应尽快注射。有文献报道，脂肪细胞接触空气后会发生破裂，因此要尽可能将采集的脂肪保持在封闭的注射器或管状容器内。

移植床的准备

为了缩短手术时间，移植床的准备和脂肪抽吸尽量同时进行。如果在 TE 更换为假体时进行脂肪注射，TE 周围形成的包膜一般不进行切开或去除。这样注射脂肪的位置更容易保持，避免漏出至包膜下腔隙内。在自体组织皮瓣注射脂肪时，应在皮瓣完全掀起的状态下进行。

注射

通常使用16G钝头科尔曼脂肪注射用套管®。使用输液用延长管和三通建立注射系统（图 13–4a），确保注射过程顺畅。如果皮下瘢痕形成严重，注射无法顺利进行，则采用前端为 V 字形的套管，在松解瘢痕之后进行注射（图 13–4b）。如果皮肤与皮下粘连紧密而无法抬起，则用 18G 针头做一个小口，针头由穿刺口进入后多向穿刺形成网状，进而达到松解瘢痕的目的，之后再进行脂肪注射（图 13–4c）。在浅层皮下注射时，使用 17G 或 14G 硬膜外麻醉针。采用假体重建时如果同期进行脂肪注射，应在无假体的情况下，根据术前标记向需要进行脂肪注射的组织缺损部位注射脂肪。将辅助手置于胸部腔隙内，并在皮瓣深面将其抬起，在确认皮瓣厚度后进行脂肪注射。此操作方法将使注射变得容易（图 13–4d）。

应用上述方法可以很容易确定脂肪注射后的分布，并且可以防止脂肪组织向包膜下腔隙内渗漏。从放置假体的起点至锁骨水平，只要充分注射就可以形成一定的乳房隆起。放置适当的假体，之后对皮肤进行临时性缝合。将手术台上部抬高至约 60°，在半坐位的状态下进行观察和标记，对组织量不足的部位进行追加注射和微调。

注射的关键在于将细小的脂肪组织均匀地分布于组织之间（多点注射技术，multiple injection technique）。如果移植的脂肪直径为 1.6 mm（约 17 μL 脂肪组织）左右，就可以获得良好的成活率。在通常情况下注射的脂肪组织直径为 3 mm（约 136 μL 脂肪组织），并呈带状分布。为此，对于初学者，建议使用动力脂肪注射器（Medical U & A 公司制造）或带有专用手柄的螺杆式脂肪注射器（Tu–lip 公司制造）进行少量注射（图 13–4e、f）。

注射时应考虑以下几点：

（1）尽可能使用小容量的注射器。一般使用 5 mL 以下的注射器。根据注射量的不同，3 mL 注射器也经常使用。

（2）注意不要向同一方向、同一层次重复注射。

（3）持续移动注射器，避免在静止的状态下进行注射。

（4）如果使用锐头注射套管，应注意在拉回套管的同时进行脂肪注射。

（5）在注意并确认注射器上刻度的同时，按 1 cm 运动注射 100 μL，5 cm 运动注射 0.5 mL，10 cm 运动注射 1 mL 的比例进行注射。

脂肪注射量要保持在合理的范围内。随着脂肪注射量的增加，移植部位的内压会增大，如果超过一定的水平，就会使移植脂肪坏死。随着经验的积累，通过用手掌捏住注射区域，感受皮下组织的厚度和柔软度，就能在一定程度上推测出

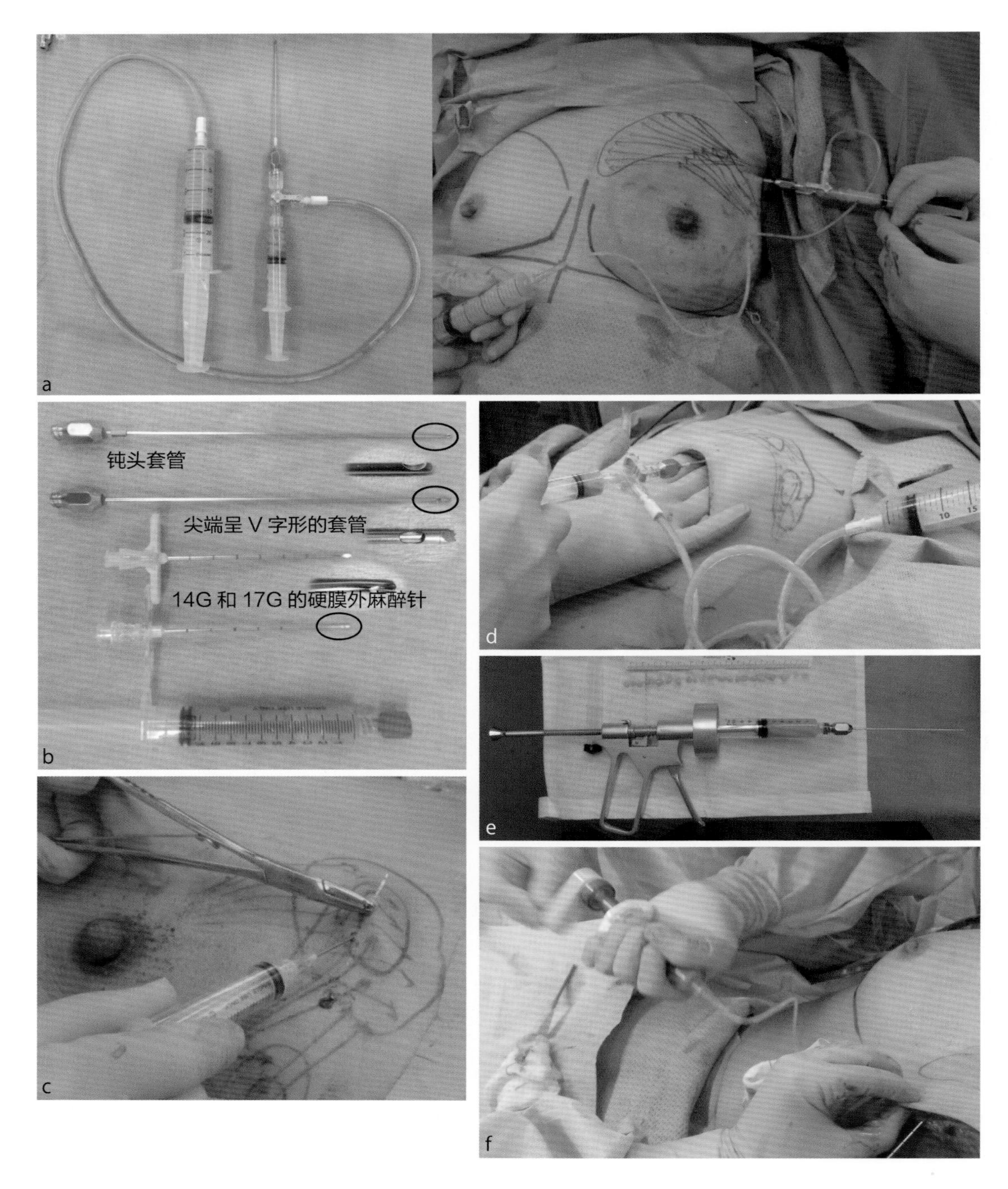

a：作者使用的脂肪注射装置。
b：术中使用的各种套管。
c：用 18G 针头做小切口，多向穿针刺形成网状，松解挛缩的瘢痕组织。
d：将辅助手置于胸部包膜下腔内，并在皮瓣深面将其抬起，在确认皮瓣厚度后进行脂肪注射。
e：动力脂肪注射器等。
f：螺杆式脂肪注射器。

图 13–4 **脂肪注射（联合假体重建术）**

所需的注射量。当注射部位的内压升高，感觉脂肪从注射口流出时，应避免继续注射。当注射到接近较浅的皮肤层时，如果皮肤的张力增加，出现橘皮样毛孔，而且皮肤明显变硬时，提示注射量已达到极限。如果有多余的脂肪组织，可以注射在乳头和乳晕周围的皮下层，增加局部厚度，用来作为乳头重建的组织材料。最后，在关闭伤口之前放置一个 15 号引流管。

4 脂肪注射方法

与假体重建术联合应用

胸部上方和腋窝前部淋巴结残留的可能性较大，因此需要进行淋巴清扫术、术后软组织缺乏，不能很好覆盖假体。对于这样的病例，在与乳腺外科医生协商后，第一次脂肪注射可以在一期重建置入 TE 的同时进行。单次脂肪注射所能达到的改善程度有限，其优点是在乳腺癌手术中充分利用全身麻醉进行脂肪注射。在应用 TE 进行二期重建时，主要是在胸大肌内注射脂肪。胸大肌有良好的血液循环，因此有较高的脂肪成活率，可作为良好的移植床。

脂肪注射的最佳时机是在假体替换手术时同期进行。通过参考 TE 植入后的状态，更容易确定脂肪注射部位和注射量。因为有包膜组织的存在，注射区域的选择更多，更有利于保护移植的脂肪组织。在进行脂肪注射时，可以用手指触摸包膜内表面，辅助观察注射的位置，避免了对假体造成不必要的损坏。

在假体替换后，在局部麻醉下进行脂肪补充注射时，应避免损坏假体，操作时避免使用具有锐利尖端的注射套管。在皮下组织较薄，假体被套管刺穿的危险性较高的情况下，建议只将注射针头置于远离假体的乳房上部，以确保注射安全。

与自体组织皮瓣重建术联合应用

应用皮瓣移植进行自体组织乳房重建时，组织量有可能受到限制，会遇到组织量不足的情况。在乳腺癌术后进行放射治疗的二期重建病例中，由于受到放射治疗后胸部瘢痕和粘连的影响，脂肪注射困难的病例较多。对于脂肪注射，良好的移植床是接受一定量脂肪组织注射的重要因素。血液循环丰富的自体组织瓣是较为理想的移植床。通过灵活应用脂肪注射技术，可以解决上述组织量不足的问题。

● 背阔肌皮瓣

背阔肌皮瓣是一种典型的自体组织皮瓣，已被广泛用于乳房重建手术中。可用于移植的组织量不能超过单侧背部的软组织量。即使扩大的背阔肌皮瓣可以延伸至髂嵴附近，其组织量也有一定限度，并且切取范围过大会造成血肿或取材部位凹陷等并发症。如果携带过多远端脂肪组织，由于血液循环不佳，会造成术后脂肪硬化。另一方面，背阔肌皮瓣的特点是保留了大面积的肌筋膜，血供丰富，可以成为脂肪移植的良好移植床。尽管侧腹部和大腿内侧也可以作为脂肪供区，但首选供区是对侧背部。背部的皮肤较厚，脂肪组织相对较硬，因此操作时有一定的特殊性。背部作为供区的优势在于可以在患者处于侧卧位时进行采集，并且更容易实现两侧背部组织的平衡。

在注射时，要确定血管束的走行方向，同时沿着肌纤维的方向进行注射。为了重建乳房下部到中央的突起部分，可以有效利用皮瓣的皮岛周围区域。从乳房上方到腋窝前部的凹陷部分，难以用组织填充，可由皮瓣近端部分的背阔肌来填充。而在锁骨周围部位，胸大肌是良好的移植床，可积极进行脂肪注射（图 13–5a）。

在皮岛处也可以进行脂肪注射，但可注射量

较少。在进行背阔肌内脂肪注射时，有可能损伤胸背神经。根据患者的条件，后期也可能采用腹部皮瓣作为替代方法。此外，根据缺损的程度，脂肪注射可以与小范围背阔肌皮瓣等损伤较小的手术联合应用，其应用前景值得期待。

● 腹部皮瓣

虽然腹部皮瓣可以采集到相对较大的组织量，但是在皮瓣远离血管蒂的远端和越过正中线的对侧组织，由于血液供应相对较差，组织量会受到影响。可以通过增加血管蒂的数量而增加可移植组织量，但相应地需要增加血管吻合的数量，将使手术时间延长。在腹部皮瓣移植乳房重建时，从锁骨到乳房上部之间的部位通常由宽而薄的皮瓣第Ⅲ区所修复，特别是当血管蒂位于内

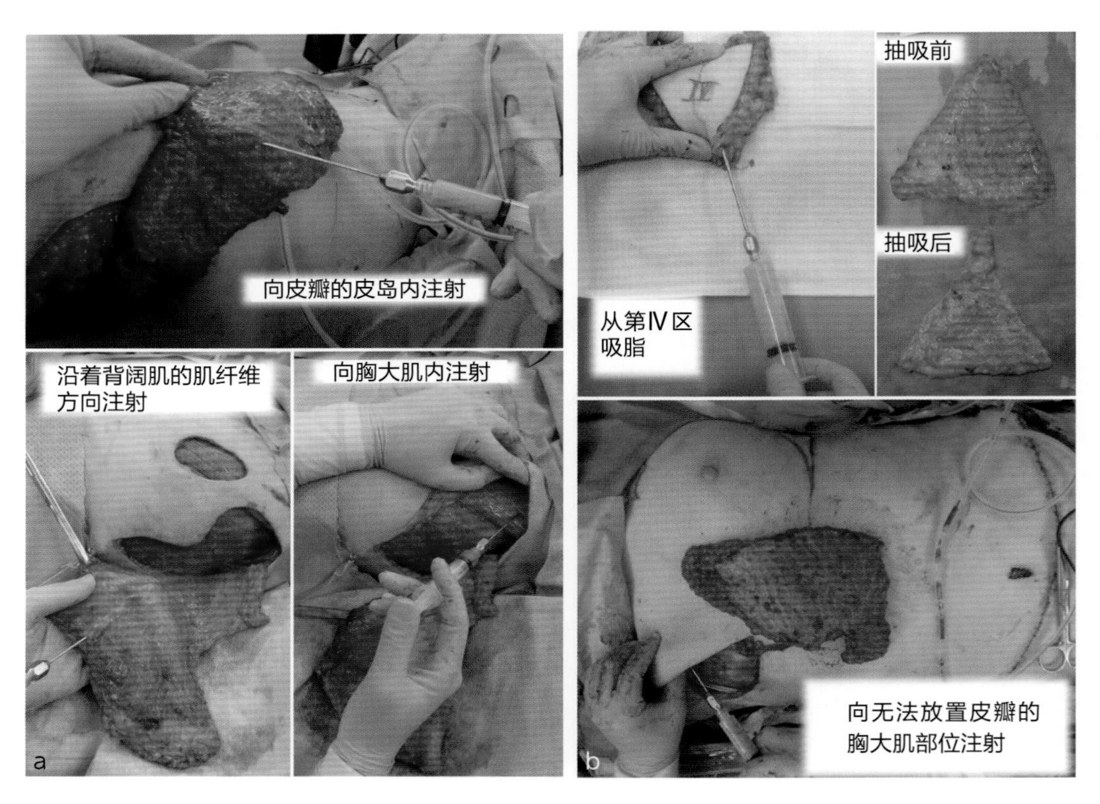

a：背阔肌皮瓣＋脂肪注射。
b：腹壁下动脉穿支皮瓣＋脂肪注射。

图 13-5　**脂肪注射（与自体组织皮瓣重建术联合应用）**

侧时，会出现因血流不畅而组织血运不佳的情况。如果将皮瓣第Ⅲ区置于血液循环相对稳定的正中部位，往往会显得皮瓣过于厚重，造成过于隆起的情况。在这种情况下，可以在胸大肌上进行脂肪注射，从而在与该区域一致的位置上形成自然的隆起。

脂肪注射方法与背阔肌皮瓣应用方法相同，对于带有肌肉的 TRAM 皮瓣，也需要在肌肉内进行脂肪注射。作为采集部位，可以应用 Hartrampf 分类的第Ⅳ区脂肪组织作为供区（图 13–5b）。

在联合应用的技术方面仍有值得改进之处。例如，皮瓣再重建时的脂肪采集量、移植组织的形态控制等，均需要进一步深入研究。

全乳房重建

目前，也有一部分经验丰富的医生通过大容量脂肪移植进行全乳房重建，并取得了良好的成果。但是，如果没有大幅改善脂肪移植床环境的技术革新，就很难实现该手术技术的标准化。

例如，以 Noogleberry® 为代表的体外式乳房扩张器通过增加移植床的组织、减少间质压、增加血流等效果，有望改善移植床的环境。但是由于皮肤过敏、佩戴麻烦、费用高昂等问题，难以推广使用，因此未能得到普及。另外，可以通过应用组织扩张器或使用假体的方法，降低注射时的组织内压。在对组织扩张器分阶段缩小尺寸的同时反复进行脂肪注射。该方法存在着手术次数增多和正确估计假体体积困难的问题。有关此方面的技术说明可以参见其他章节的介绍。

另一方面，在某些乳房再建病例中，存在一定比例乳房突起较小的情况，皮肤相对柔软，并且皮下有一定量的脂肪残留，通过数次脂肪注射就可以达到一定的全乳房重建效果，因此是很好的适应证。在作者所在机构中，如果有足够的皮肤和乳头长度，则积极使用单纯的脂肪注射进行乳房重建，目前正在探索手术技术的标准化。

5 术后处置

术后当天和术后第 1 天，使用绷带或腹带对抽吸部位进行加压包扎，以利于止血（图 13–6a）。手术后 1 周内请患者穿着塑身衣，使用弹性长筒袜。大腿处使用普通弹性绷带后容易在行走时滑落，建议使用自粘性绷带固定。在术后早期供区部位的皮肤上常出现小点状瘀斑。有时会出现明显的斑点状出血斑，并逐渐转变为黄色斑。通常在术后 1 个月左右消失。

在胸大肌和背阔肌内注射脂肪后，需要静养，术后 1 个月内限制引起胸大肌收缩的运动和上肢运动。术后短期内不要按摩注射部位，也不要穿着压迫注射部位的内衣。

6 并发症

在脂肪注射的严重并发症中，理论上包括脂肪栓塞，但在乳房重建中未报道。本章将对脂肪坏死、假体损坏、气胸等进行说明。

脂肪坏死

在术者经验不足和技术不熟练的情况下，常容易出现注射脂肪组织量过多的情况。结果造成移植脂肪组织出现中心坏死，导致脂肪成活不佳。坏死的脂肪细胞不会立即被吸收，而是在一定时间内维持其体积。之后会形成较大的油滴，并被炎性巨噬细胞包围，最终导致组织纤维化和慢性炎症，也可能导致钙化。

假体损坏、气胸

在乳头和乳晕被切除的病例中，脂肪注射通常与乳头乳晕复合体再造或文刺等手术同期进行。在这种情况下，脂肪注射是在乳房假体存在的情况下进行的。如果假体周围的皮下组织较薄，套管尖端就有可能刺入假体，因此距离假体较远的乳房上部较为安全。如果想要在靠近假体的部位注射，必须使用钝头套管，并保持注射方向与假体外壳的切线方向一致。使用 18G 针松解瘢痕时，同样需要格外小心。

尽管气胸是罕见的并发症之一，但经常有报道。当尝试向靠近胸壁的深层注射时，应非常谨慎地操作，以与胸椎后凸切线平行的方向进行注射，以避免造成气胸。

⑦ 随访

术后需要定期在门诊通过触诊和超声设备检查移植脂肪的进展情况。超声检查时可以看到，坏死脂肪表现为低回声区（含油囊肿），可观察到的最小囊肿直径约为 1 mm（图 13-6b）。一旦出现因成活不佳引起的钙化和纤维化，在触诊时

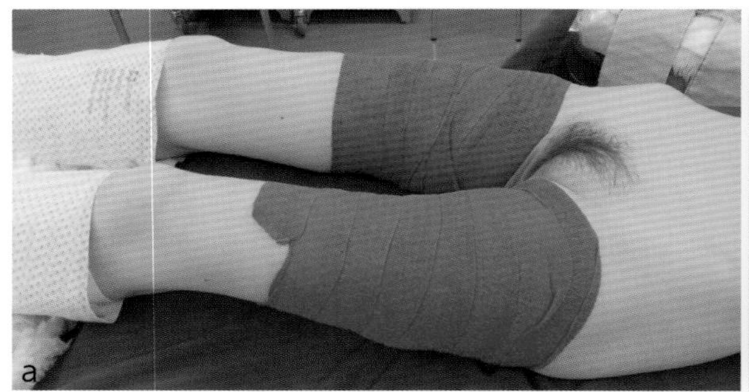

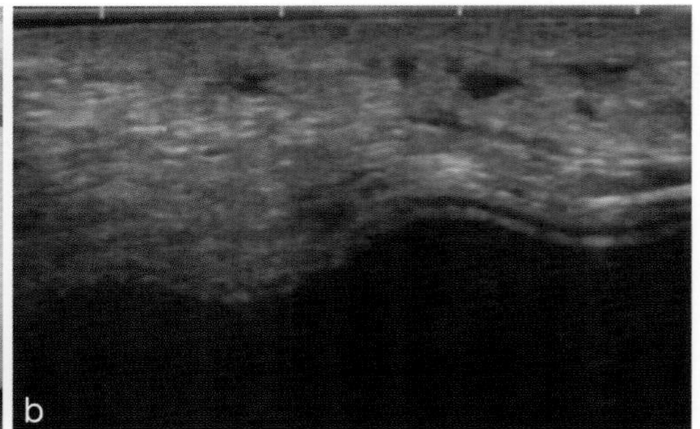

a：为了止血，使用自粘性绷带或腹带对抽吸部位进行加压包扎。
b：术后超声检查结果。在脂肪注射部位可以观察到微小的囊肿。

图 13-6 术后处置和检查

就可以触及肿块。在手术前需要向患者做好充分说明，以免误认为是癌症局部复发。

总之，建议在进行脂肪移植病例的术后随访中常规使用超声诊断设备。只有通过不断检查脂肪注射术中可能存在的各种问题，并根据术后检查结果进行总结和调整，才能逐步提高脂肪注射移植的技术水平。

由于脂肪的生长状态在术后 4～6 个月达到平稳期，因此，在脂肪注射移植 6 个月后，可以通过超声检查确定脂肪坏死情况，并评估乳房的形状。如果计划再次进行脂肪注射，需要在患者同意的前提下，检查确定脂肪供区，之后再次进行脂肪注射。

脂肪注射的效果很大程度上取决于移植床的状况。例如，在放射治疗后皮肤变硬时，很难达到理想的注射效果。另外，手术瘢痕区和腋窝凹陷处，也很难达到预期的效果。对于这些问题，有可能通过同时使用自体组织移植而得到解决。

在确定单纯注射脂肪效果有限且比较困难的情况下，不建议盲目重复这一方法。需要建立良好的医患关系，明确设定最终目标，综合考虑经济因素，与患者进行全面的讨论，之后才能设计并采取相应的治疗方案。

8 病例介绍

【病例1】39岁女性，假体重建 + 脂肪注射（一期重建）

左乳腺癌全乳房切除术后，应用假体进行一期重建术。在植入假体时注射了 83 mL 的脂肪。在乳晕文刺时，在局部麻醉下注射了 69 mL 的脂肪。两次共注射脂肪 152 mL（图 13-7）。

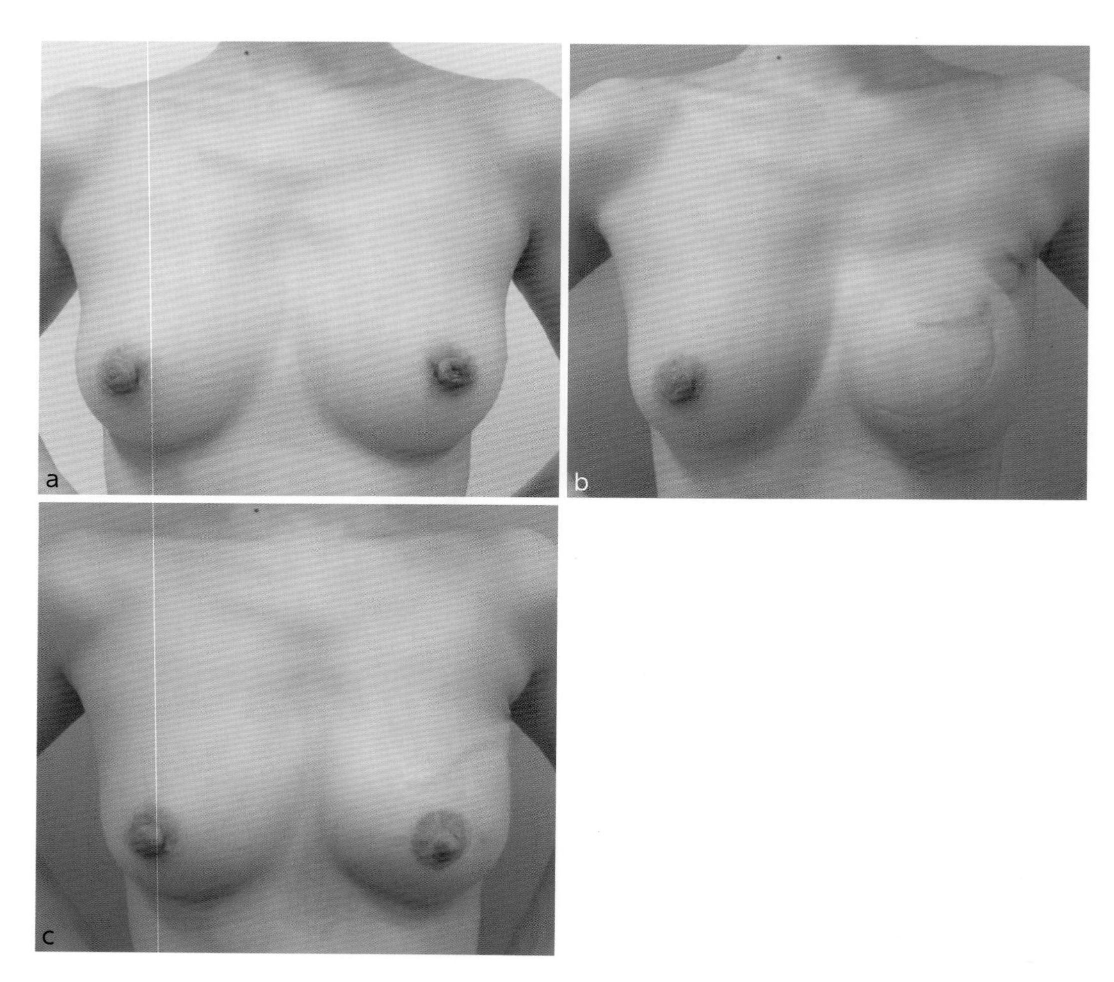

a：术前。
b：通过 TE 扩张后。
c：假体重建+脂肪注射后 6 个月。

图 13-7 【病例 1】39 岁女性，假体重建 + 脂肪注射（一期重建）

【病例2】48岁女性，假体重建 + 脂肪注射（一期重建）

右侧乳腺癌全乳房切除术后，应用假体进行一期重建术。在假体植入时注射了 85 mL 的脂肪，在乳头整形术和乳晕文刺时，在局部麻醉下进行了两次脂肪注射，注射体积分别为 49 mL 和 45 mL。共进行了 3 次脂肪注射，注射脂肪体积合计 179 mL（图 13–8）。

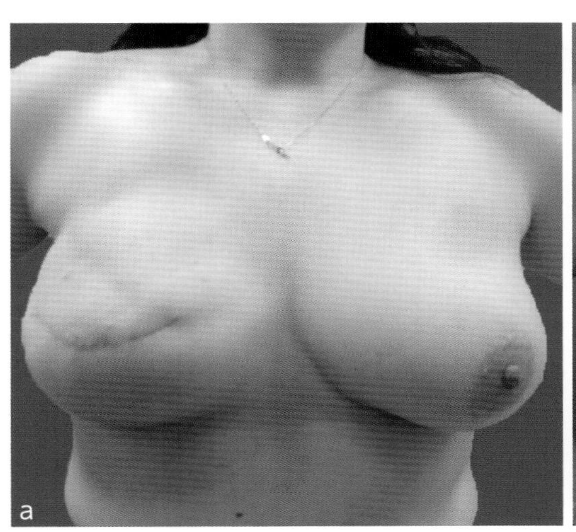
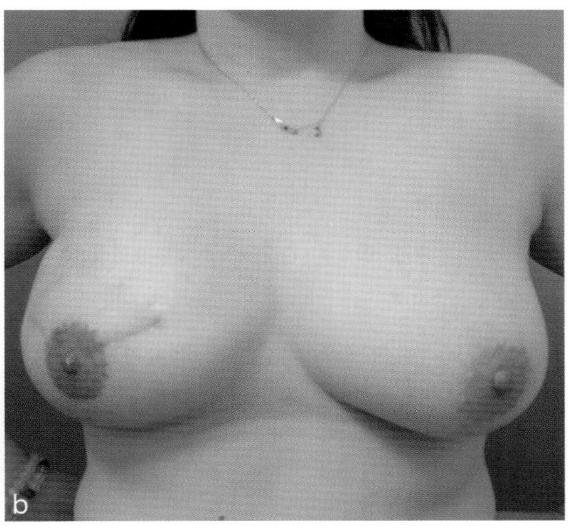

a：TE 植入 + 脂肪移植术后 4 个月。
b：假体重建 + 脂肪移植术后 1 年。

图 13–8 【病例 2】48 岁女性，假体重建 + 脂肪注射（一期重建）

【病例3】42岁女性，假体重建+脂肪注射（二期重建）

右侧乳腺癌全乳房切除术后，应用假体进行二期重建术。在TE植入和假体更换时，分别注射了57 mL和55 mL的脂肪，合计112 mL（图13-9）。

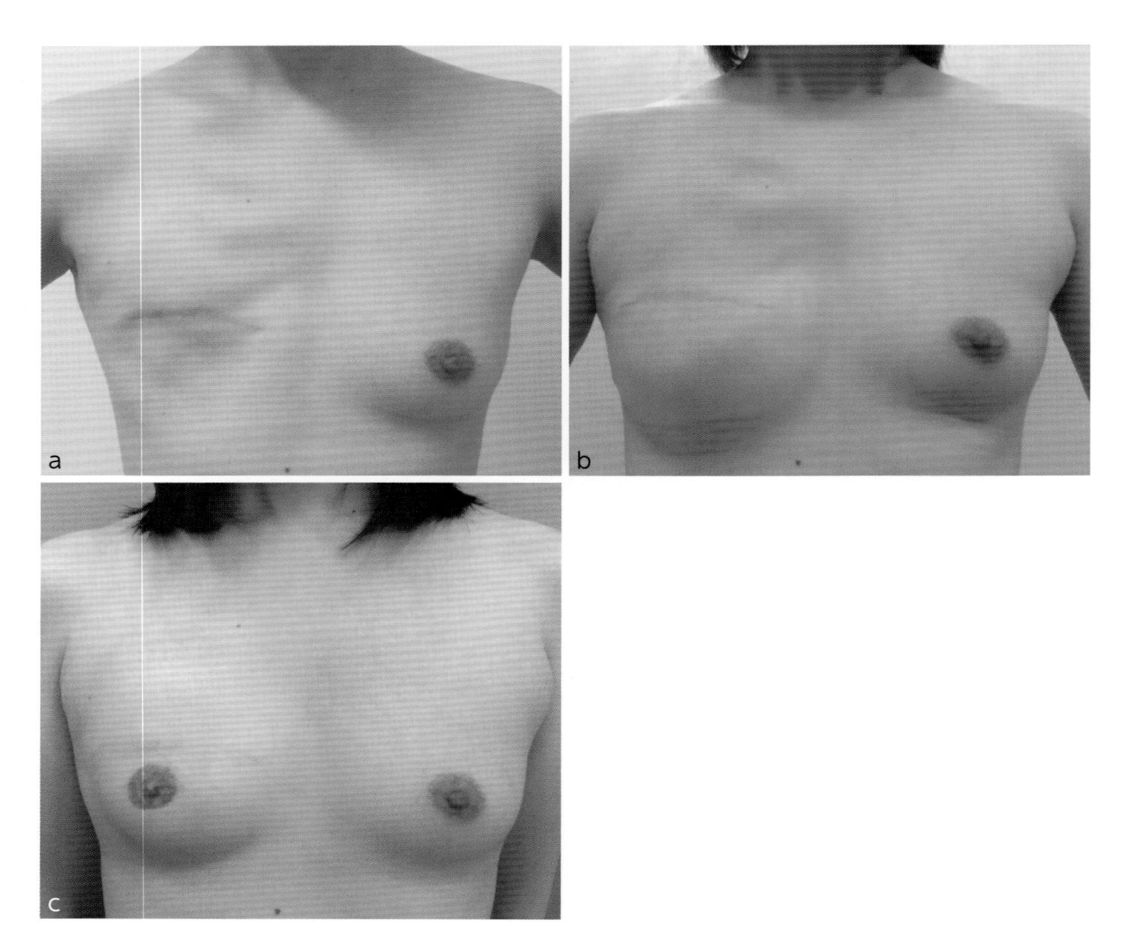

a：术前。
b：TE植入+脂肪移植术后5个月。
c：假体重建+脂肪移植术后1年。

图13-9 【病例3】42岁女性，假体重建+脂肪注射（二期重建）

【病例4】59岁女性，假体重建 + 脂肪注射（二期重建）

左侧乳腺癌全乳房切除术后 3 年，应用假体进行二期重建术。在 TE 植入和假体更换时，分别注射了 43 mL 和 55 mL 的脂肪。在乳头整形术和乳晕文刺时，在局部麻醉下进行了 2 次的脂肪注射，注射体积分别为 39 mL 和 35 mL。共进行了 4 次脂肪注射，合计 172 mL（图 13–10）。

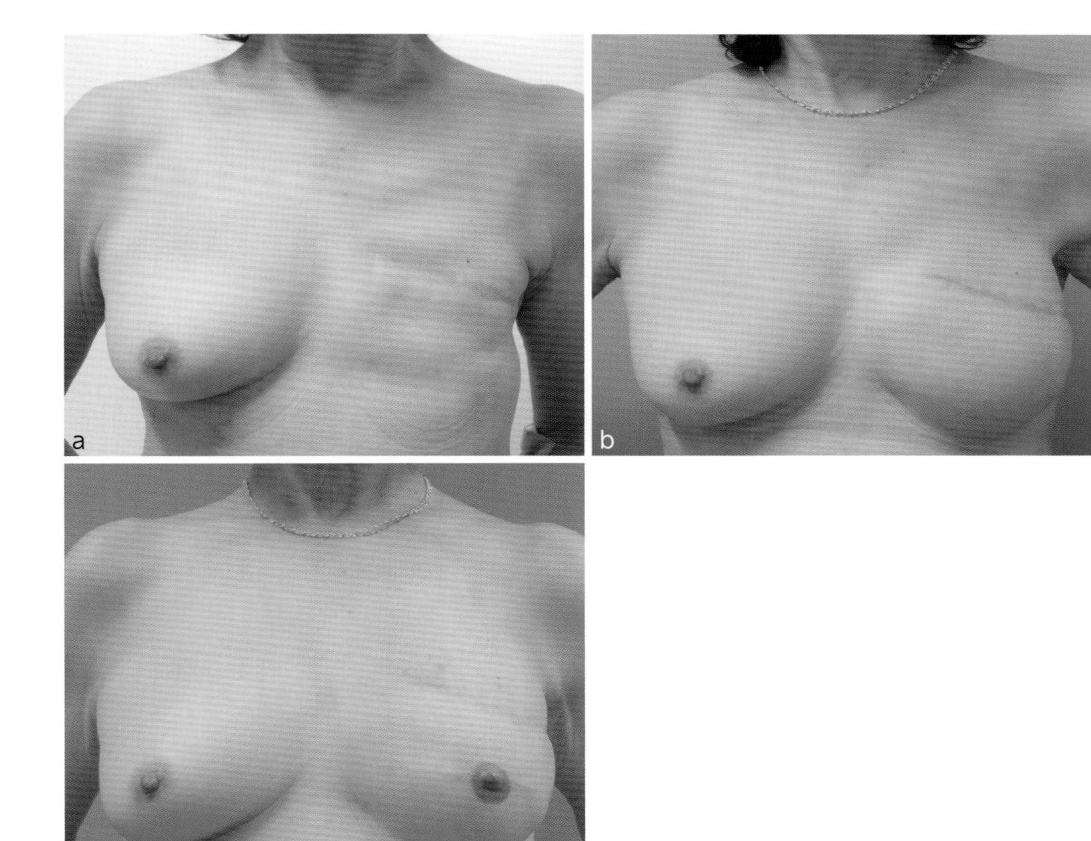

a：术前。
b：TE 植入 + 脂肪移植术后 6 个月。
c：假体重建 + 脂肪移植术后 2 年。

图 13–10 【病例 4】59 岁女性，假体重建 + 脂肪注射（二期重建）

【病例5】51岁女性，乳房全切术后通过单纯脂肪注射进行全乳房重建

在局部麻醉下共进行了 3 次脂肪注射（脂肪注射量为 65 mL、68 mL 和 52 mL，共 185 mL）（图 13–11）。

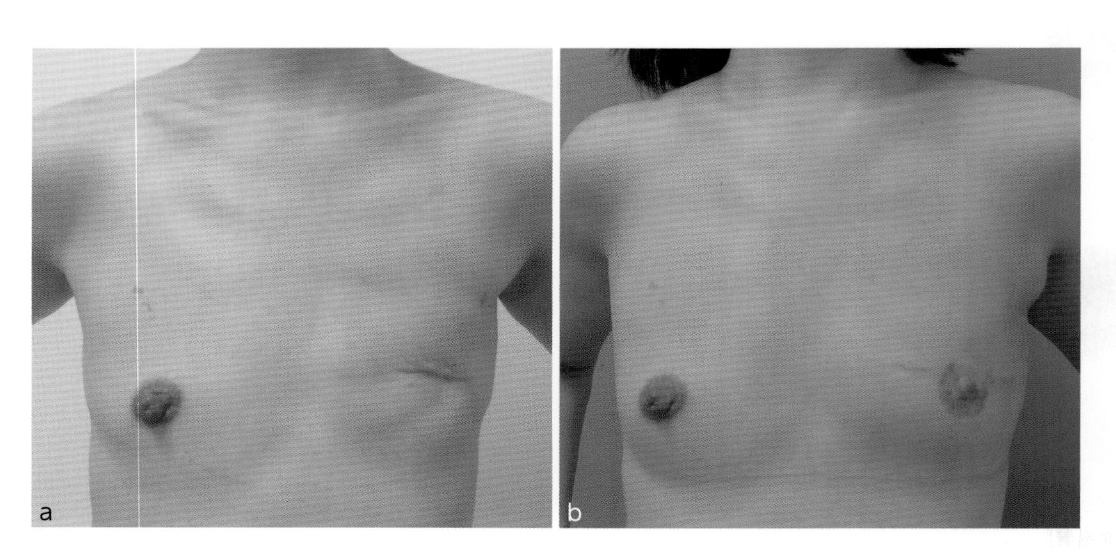

a：术前。
b：3 次单纯脂肪注射移植术后 2 年。

图 13–11 【病例 5】51 岁女性，乳房全切术后通过单纯的脂肪注射进行全乳房重建

【病例6】45岁女性，背阔肌皮瓣+脂肪注射

患有左侧乳腺癌，在保留皮肤的全乳房切除术后，使用背阔肌皮瓣进行了一期重建术。乳房切除重量为 256 g，移植皮瓣容量为 232 mL。考虑到移植皮瓣的组织量相对不足，所以在皮瓣内注射了 73 mL 脂肪。从而在明显不足的 CD 区域增加了组织量（图 13–12）。

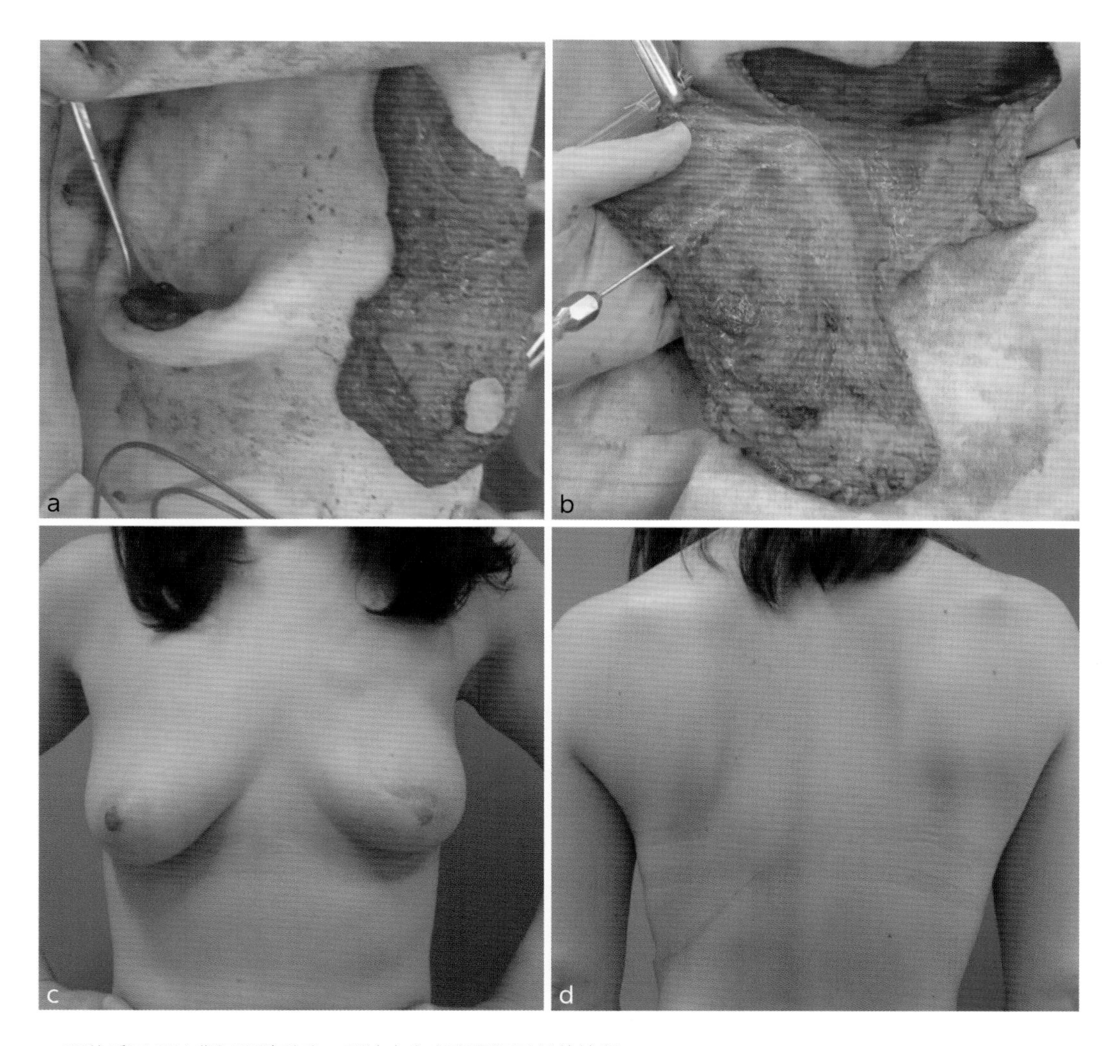

a：即使采用 SSM 背阔肌瓣重建，预计也会出现组织不足的情况。
b：从背阔肌的背面沿着肌束进行脂肪注射。
c：术后 1 年（正面）。
d：术后 1 年（皮瓣供区）。

图 13–12 【病例 6】45 岁女性，背阔肌皮瓣 + 脂肪注射

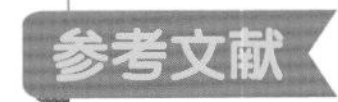

[1] Khouri RK Jr, Khouri RK: Current clinical applications of fat grafting. Plast Reconstr Surg 40: 466e–486e, 2017.

[2] Ferraro GA, De Francesco F, Tirino V, et al: Effects of a new centrifugation method on adipose cell viability for autologous fat grafting. Aesthetic Plast Surg 35: 341–348, 2011.

[3] 青井 則之 , 吉村 浩太郎 : 脂肪注入術 ; これまでの発展と今後の展望 . 形成外科 59: 514–523, 2016.

[4] Khouri RK Jr, Khouri RE, Lujan–Hernandez JR, et al: Diffusion and perfusion: the keys to fat grafting. Plast Reconstr Surg Glob Open 2: e220, 2014.

[5] Kerridge WD, Kryvenko ON, Thompson A, et al: Fat necrosis of the breast: a pictorial review of the mammographic, ultrasound, CT, and MRI findings with histopathologic correlation. Radiol Res Pract 613139, 2015.

[6] DelayE, Garson S, Tousson G, et al: Fat injection to the breast: techningue, results, and indications based on 880 procedures over 10 years. Aesthet Surg J 20: 360–376, 2009.